T0163982

PHILOSOPHIE DU SOIN

COMITÉ ÉDITORIAL

TEXTES CLÉS

PHILOSOPHIE DU SOIN
Santé, autonomie, devoirs

Textes réunis et introduits par
Guillaume DURAND et Gérard DABOUIS

Traductions de
Marie Tommy-Martin et Guillaume Durand

PARIS
LIBRAIRIE PHILOSOPHIQUE J. VRIN
6 place de la Sorbonne, V ͤ
2019

Frédéric Worms, « Les deux concepts du soin »,
dans *Le moment du soin. A quoi tenons-nous ?*, chapitre 1, p. 19-36
© Presses Universitaires de France, 2010

Edmund Pellegrino, "Being ill and Being Healed : Some Reflections on the
Grounding of Medical Morality", *Bulletin of the New York Academy of Medicine*
Jan-Feb 1981, 57(1), p. 70–79
© Pellegrino Center for Clinical Bioethics,
Georgetown University Medical Center.
© The New York Academy of Medicine. Translated with kind permission.

Annemarie Mol, *Ce que soigner veut dire*, 2009, chapitre 2, p. 39-48 et 61-62
© Presses des Mines, Paris

T.L. Beauchamp, "The 'Four-principles' Approach",
in *Principles of Health Care Ethics*, Second Edition, Richard Edmund Ashcroft,
Angus Dawson, Heather Draper, John McMillan (eds.), p. 3-12
© John Wiley and Sons Ltd, 2007. Translated with permission

© *Librairie Philosophique J. VRIN*, 2019
Imprimé en France
ISSN 1968-1178
ISBN 978-2-7116-2840-7
www.vrin.fr

INTRODUCTION

Qu'est-ce que le soin médical ? Le terme de *soin*, ainsi que le verbe *soigner*, tels qu'ils sont employés aujourd'hui dans le champ médical, sont nés au XVII ͤ siècle et signifient l'ensemble des actions par lesquelles on vise à conserver ou à rétablir la santé. Soigner, comme l'indique le Dictionnaire historique de la langue française [1], c'est dans ce sens « s'occuper de rétablir la santé de quelqu'un » (1636) et par extension « s'occuper de guérir (un mal) ». Selon cette acception, la relation de soin commencerait par la rencontre toujours singulière d'un médecin et d'un individu souffrant : comme l'écrit Paul Ricœur, la « situation où le métier médical intervient » est celle de « la souffrance humaine » [2]. Le médecin est celui qui possède un ensemble de savoirs et de savoir-faire qui lui permet en particulier d'expliquer et de comprendre le mal dont est atteint la personne puis de tenter de le résorber, voire de le supprimer. La médecine et plus précisément, le soin médical, commenceraient là, dans l'appel et la reconnaissance d'une

---

1. *Dictionnaire historique de la langue française*, sous la direction de A. Rey, Paris, Dictionnaire Le Robert, 1998, tome 3, « soigner », p. 3537.

2. P. Ricœur, Préface au *Code de déontologie médicale*, Paris, Seuil, 1996, p. 10.

souffrance ainsi que dans l'élaboration d'une science et de techniques visant à la vaincre ou du moins à la rendre plus vivable pour l'individu. Le médecin existe dès lors qu'il y a des personnes qui souffrent et qui appellent l'autre pour surmonter cette épreuve : « C'est donc d'abord parce que les hommes se sentent malades qu'il y a une médecine. Ce n'est que secondairement que les hommes, parce qu'il y a une médecine, savent en quoi ils sont malades. »[1] Le soin médical désignerait essentiellement une relation particulière entre deux individus, asymétrique, où le soignant, fort de ses savoirs et de ses compétences, *s'occupe de* l'autre, prend soin de lui – au sens premier du verbe *soigner* ici[2].

La langue anglaise distingue « prendre soin » (*care*) et « soigner » (*cure*). Où situer notre objet : le soin médical ? Soigner et prendre soin concernent non seulement les médecins mais aussi les infirmiers, les dentistes, ou encore les kinésithérapeutes par exemple et sont dans la réalité deux dimensions *le plus souvent* jointes, voire indissociables : lorsqu'un infirmier panse une plaie, il prend soin de la personne par l'attention particulière qu'il lui porte (pensez à un enfant qui a besoin d'être réconforté) et il soigne le corps lésé par ce geste technique qui vise à rétablir et à protéger l'état de santé du patient. Le soin médical et paramédical comporte-t-il toujours ces deux dimensions telles deux faces d'une seule et même pièce de monnaie ? Or un médecin peut soigner (*cure*) son patient sans prendre soin (*care*) de lui : pensez à un médecin Oto-Rhino-

---

1. G. Canguilhem, *Le normal et le pathologique*, Paris, P.U.F., 2013, p. 205.
2. Le verbe soigner semble issu du francique sunnjôn qui signifie « s'occuper de ». Voir *Dictionnaire historique de la langue française*, *op. cit.*, « Soin », p. 3538.

Laryngologiste qui extrait un aérateur du tympan d'un enfant sans lui adresser le moindre mot, déléguant entièrement la gestion de la relation humaine à l'infirmière qui l'accompagne. Ou encore à un médecin réticent qui extrait une balle de pistolet de la jambe d'un criminel. À l'inverse, face à des maladies incurables, le soin se limite souvent à ce qu'on appelle aujourd'hui un *accompagnement* – « pour employer ce mot cruel qu'affectionnent les belles âmes »[1]. Prendre soin n'est pas une action réservée aux seuls professionnels de santé : un professeur des écoles, un commerçant, un ami peuvent se montrer bienveillants et attentifs à l'égard d'autrui. Pour les philosophies du *care*, le *care* désigne ainsi :

> une activité générique qui comprend tout ce que nous faisons pour maintenir, perpétuer et réparer notre « monde », de sorte que nous puissions y vivre aussi bien que possible. Ce monde comprend nos corps, nous-mêmes et notre environnement, tous éléments que nous cherchons à relier en un réseau complexe, en soutien à la vie[2].

Soigner (*cure*) suppose des savoirs, des compétences et une ou des fins spécifiques, en particulier la santé. Or « prendre soin » requiert aussi des compétences et des savoirs et il existe un « prendre soin » spécifique au champ médical et selon les spécialités (exigeant là encore des compétences et des savoirs particuliers) : prendre soin, pour le chirurgien, ne recouvre pas exactement le même sens que pour le psychiatre. L'attention du premier porte en particulier sur le corps du patient, le respect de sa dignité

---

1. M. Malherbe, *Alzheimer. La vie, la mort, la reconnaissance*, Paris, Vrin, 2015, p. 8.
2. J. Tronto, *Un monde vulnérable. Pour une politique du care*, trad. angl. par H. Maury, Paris, La Découverte, 2009, p. 143.

et de son intimité (même durant une anesthésie générale). Celle du second se concentre sur l'écoute, la parole et le regard. Dans les deux cas, examinant l'acte de soin, il est difficile de distinguer le *care* et le *cure* comme deux réalités distinctes – sans doute s'agit-il en fait de deux descriptions[1] d'une seule et même action : l'acte de soin.

QU'EST-CE QU'UN ACTE DE SOIN ?

Précisons notre définition : par soin médical (et paramédical), on entend un ensemble d'actions (matérielles et spirituelles), réalisées par des professionnels de santé, visant à maintenir, rétablir ou améliorer la santé (physique, psychique et sociale) d'une personne ou d'un groupe de personnes, et reconnues comme légitimes – c'est-à-dire scientifiquement prouvées – par la communauté scientifique – ce que A. MacIntyre nomme une « pratique » (texte I. b.)

Plusieurs remarques permettent de préciser cette définition générale.

Premièrement, il existe des actes, qui même délivrés par des professionnels de santé, ne sont pas reconnus comme des soins ou ne l'ont pas toujours été : l'hypnose, bien qu'aujourd'hui pleinement intégrée au soin, a longtemps ainsi été exclue de la pratique médicale[2]. La limite entre le paramédical et le médical souffre elle aussi de relativité historique et culturelle : pensez à l'homéopathie

---

1. Selon une théorie *unitaire* de l'action : voir G. E. M. Anscombe, *Intention*, Oxford, Basic Blackwell, 1957, p. 34-47, ou encore D. Davidson, *Actions et événements*, trad. et annoté par P. Engel, Paris, P.U.F., 1993, p. 88.

2. Sur cette question, voir par exemple L. Chertok et I. Stengers, *Le cœur et la raison. L'hypnose en question, de Lavoisier à Lacan*, Paris, Payot, 1989.

ou encore à l'ostéopathie. Il existe ainsi une multitude de pratiques de soin dont l'appartenance au champ proprement médical a été ou est encore l'objet de vives discussions.

Deuxièmement, la souffrance de la personne n'est pas une condition nécessaire du soin médical. En effet, en l'absence de symptômes, le patient peut ne pas avoir conscience qu'il est malade (cancer en phase précoce, VIH, hypertension artérielle, schizophrénie, etc.) Ou encore, même conscient de sa maladie ou de son handicap, il peut ne pas en souffrir. La difficulté est pour le soignant de réussir à convaincre son patient de suivre un traitement alors qu'il ne se perçoit pas encore à ce stade comme malade : aux yeux du patient, en phase précoce d'un cancer par exemple, c'est le traitement (la chimiothérapie) qui le rend malade ; le soin est perçu et vécu comme une agression. Et face à des patients dont l'autonomie est gravement altérée, en particulier en psychiatrie, le soin peut et doit dans certaines situations être réalisé sous la contrainte.

Troisièmement, l'identité professionnelle de l'agent (être médecin ou infirmier) ne semble pas être une condition nécessaire du soin, même médical : certains actes ne sont pas réalisés uniquement par des professionnels de santé, mais n'en sont pas moins des soins ; pensez à un père qui panse la plaie de son enfant ou encore à un simple passant dans la rue qui réalise des gestes de premiers secours sur une personne victime d'un arrêt cardiaque. De tels soins requièrent un ensemble de compétences – même minimal – qui est une des conditions nécessaires du soin. Mais l'acquisition de savoirs et de compétences au moyen d'un apprentissage – sans oublier que la formation (para)médicale varie dans le temps et dans l'espace – est-elle essentielle pour définir le soin ? Imaginons un être intelligent venu d'une autre planète qui aurait la faculté innée de guérir par le simple toucher : son geste, bien que ne reposant sur aucun apprentissage, pourrait encore être défini comme un acte de soin.

C'est en réalité l'absence de l'intention de guérir ou de soigner qui annihile le soin en tant qu'action : soigner fait partie des actions essentiellement *transitives* (et non pas *immanentes*), c'est-à-dire qui « modifient quelque chose non pas dans l'agent qui a initié le changement, mais dans le patient »[1], et surtout intentionnelle.

Ceci n'implique pas qu'il soit impossible pour une action X, dont l'intention n'est pas de soigner l'individu Y, d'avoir un impact positif sur la santé de Y : si éduquer de jeunes enfants peut avoir des effets bénéfiques sur la santé des personnes âgées par exemple, tant que leur rencontre n'est pas organisée délibérément dans ce but, on ne peut parler d'acte de soin. Ceci n'implique pas non plus que l'acte de soin ne puisse modifier aussi l'agent, en générant en particulier des émotions et des sentiments. Mais la transitivité est une qualité moins essentielle que l'intentionnalité pour définir le soin. Le soin est une action orientée vers un but (en terme aristotélicien, une *poiêsis*[2]) et dirigée le plus souvent – pas toujours, pensez à l'automédication – vers autrui. L'intention qui anime l'acte est un élément essentiel du soin : on ne peut pas affirmer rigoureusement que les sangsues utilisées en hirudothérapie *soignent* le patient ; elles participent au soin mais ne sont que les *instruments* du médecin ou de l'infirmier qui les choisit et les dispose *en vue de* l'amélioration de l'état de

1. R. Ogien, « Action », *Dictionnaire d'éthique et de philosophie morale*, M. Canto-Sperber (dir.), Paris, P.U.F., 2004, vol. 1, p. 10.
2. Distincte de la *praxis*, une action qui est en elle-même sa propre fin. Voir Aristote, *Éthique à Nicomaque*, trad. fr. par J. Tricot, Paris, Vrin, 1997, 1094a. « L'art médical a pour fin la santé », *ibid.*

santé du patient. Mais la seule intention ne suffit pas à qualifier une action comme un soin : des actions visant la santé du patient peuvent être en réalité sans effet ou même délétères. Il faut aussi penser le soin dans son effectivité.

Or quatrièmement – et c'est là un point remarquable dans l'analyse philosophique du soin médical – soigner est irréductible à un acte simple et immédiat (à supposer que de tels actes existent) mais constitue un processus, une durée complexe où l'identification de l'acte et de ses limites spatio-temporelles n'est pas aisée.

Face à une douleur inexpliquée au tibia, de l'interrogatoire du patient à la découverte d'un ostéosarcome puis à l'extraction chirurgicale de la masse cancéreuse, une multiplicité d'actes médicaux et paramédicaux participent au processus de soin (analyses de sang, imageries, etc.) mais pour la plupart, pris isolément, ne soignent pas. Le médecin radiologue, par exemple, participe, grâce à son expertise, au processus, mais peut-on dire qu'il *soigne* le patient ? De même l'anesthésiste-réanimateur est un acteur essentiel dans le processus chirurgical, mais la drogue qu'il administre a aussi des effets délétères sur l'organisme, qui peuvent être fatals. De même, le médecin oncologue prescrit la chimiothérapie et l'infirmier l'administre : de tels actes visent la guérison mais ne soignent pas en eux-mêmes. Le pouvoir causal appartient de manière ultime à la molécule. Et dans le cas d'une chimiothérapie (anti-mitotique), le traitement tente de *guérir* le patient en entravant son développement cellulaire. Face à la maladie cancéreuse, le médecin reste en définitive, suivant la formule hippocratique, spectateur des œuvres de la nature. Où est l'acte de soin ?

En réalité, un acte de soin même le plus simple, est constitué d'une multitude d'actions plus petites, variables selon les situations (auscultation, interrogatoire du patient, diagnostic, réalisation d'une ordonnance, action d'un antibiotique, etc.), qui sont nécessaires à sa réalisation et qui pour cette raison, enchaînées de manière cohérente dans un processus finalisé, font partie de l'essence de cette action : on ne peut soigner un patient sans diagnostiquer sa maladie – et donc sans l'ausculter, sans pratiquer une biopsie, etc. L'établissement d'un diagnostic est un processus qui requiert une multitude d'autres actions et qui constitue un élément essentiel d'un processus plus vaste : l'acte de soin. Telle est la définition de la Haute Autorité de Santé :

> Un acte de soin est un ensemble cohérent d'actions et de pratiques mises en œuvre pour participer au rétablissement ou à l'entretien de la santé d'une personne. Un acte de soin peut se décomposer en tâches définies et limitées, qui peuvent être indépendantes dans leur réalisation. Dans un même acte de soin, certaines tâches peuvent être réalisées par des professionnels différents[1].

On peut objecter qu'ausculter, interroger le patient, analyser un échantillon de sang en laboratoire, ne sont pas des soins. Mais le soin, l'acte en tant qu'acte, celui qui réalise de manière directe et immédiate l'amélioration de l'état de santé, est difficile à appréhender – lorsque celui-ci existe. Car de même que « poignarder » n'est pas « tuer » (la victime peut mourir ou non plusieurs heures après le coup porté), administrer un traitement n'est malheureusement

---

1. *Les nouvelles formes de coopération entre professionnels de santé : les aspects juridiques*, HAS, Service évaluation médico-économique et santé publique, version du 2 août 2007, p. 9.

pas soigner. La relation de causalité, y compris dans le champ médical, conserve pour l'homme ses mystères. Et l'acte de soin n'est souvent effectif qu'au sein d'un processus bien plus large dont le « prendre soin » fait partie : penser que l'acte en tant qu'acte se situe à l'extrémité de la chaîne causale et dans un geste technique, objectif et quantifiable n'est sans doute qu'une abstraction illusoire.

Cinquièmement, la maladie n'est pas non plus une condition nécessaire du soin médical. Le soin comprend un ensemble d'actes qui visent à prévenir l'apparition de maladies chez un individu et un ensemble d'individus qui peuvent être encore totalement *sains* : des conseils (diététique, hygiène de vie, etc.) mais aussi des traitements (vaccins, homéopathie, etc.) La prévention – primaire, secondaire, ou encore tertiaire [1] – fait pleinement partie du soin médical (Texte I. c.) lorsqu'elle vise, par des actions médicales, à maintenir l'individu en bonne santé ou à maintenir, voire améliorer l'état de santé général de celui qui a déclaré une maladie. *L'actualité de la maladie* n'est donc pas une condition nécessaire de l'exercice de la médecine.

En définitive, il convient de préciser notre définition : par soin médical, on entend un ensemble d'actions (matérielles et spirituelles) visant, par des moyens appropriés, à maintenir, rétablir ou améliorer la santé d'une personne, d'un groupe ou d'une population. On retrouve ici, en un sens particulier, l'une des définitions de la santé publique et en particulier celle de l'Organisation Mondiale de la Santé en 1952 qui comprend les actes de soin dirigés

---

1. Selon la distinction de l'Organisation Mondiale de la Santé (OMS). Voir *Glossaire de la promotion de la santé*, Organisation Mondiale de la Santé, Genève, 1999, p. 15.

vers la population mais aussi les actions collectives et politiques d'éducation, de promotion de la santé ou encore celles qui visent à améliorer l'environnement [1].

Le problème est maintenant de définir la fin visée par tout acte de soin : la santé. Est-elle une notion objective et universelle qu'il appartient aux seuls scientifiques – en particulier aux biologistes – de définir ? Ou appartient-elle au sujet, à l'individu qui seul fait l'expérience de son corps et de son esprit souffrants, et dont les désirs, les croyances et les valeurs donnent un sens particulier aux concepts de santé, de maladie et de soin ? Les querelles contemporaines entre les naturalistes et les normativistes concernent non seulement les concepts de santé et de maladie [2] mais aussi celui du soin – bien que la littérature soit moins foisonnante sur ce dernier concept que sur les deux premiers. Mais si le soin médical n'est pas réductible à un acte simple, technique et objectif qui aurait pour conséquence la guérison du malade, il ne peut non plus, sans perdre sa spécificité, voire son sens même, être simplement synonyme d'assistance ou d'aide apportée à la volonté et aux désirs d'autrui.

LE SOIN AUTONOMISTE ET SES LIMITES

Depuis la moitié du XXe siècle, dans l'histoire de la médecine, en particulier occidentale, une conception qualitative, subjective et individualiste de la santé et du soin médical tant sur le plan scientifique, clinique que

---

1. Voir Organisation Mondiale de la Santé, série de rapports techniques, n° 55, premier rapport, OMS, Genève, septembre 1952, p. 6.

2. Pour une entrée précise dans ces débats, voir *Philosophie de la médecine*, « Santé, maladie, pathologie », textes réunis par E. Giroux et M. Lemoine, Paris, Vrin, t. II, 2012.

moral et politique tend à s'affirmer (texte II. a.). L'expérience vécue du malade et ses valeurs sont devenues aujourd'hui – en droit – le centre de gravité de la relation de soin. Le vieux paternalisme médical, selon lequel puisque le médecin sait, le patient doit se taire, a cédé progressivement sa place, dans nos démocraties, à un modèle dit « autonomiste », pour lequel le patient, son mode de vie, ses valeurs – en un mot, son autonomie (texte II. c.) – sont au centre de la relation de soin. Être autonome, selon cette conception, c'est être capable d'agir selon un projet ou style de vie, ou encore, en termes aristotéliciens, selon une conception de la vie bonne qu'on a librement choisi : choisir de fonder une famille, de rester un célibataire sans enfant toute sa vie, rechercher perpétuellement la nouveauté ou au contraire les habitudes, etc. Le soin médical serait à penser au sein de ce processus d'individualisation, d'accomplissement personnel, interindividuel (le couple par exemple) et d'intégration sociale.

C'est en particulier la découverte des horreurs perpétrées dans les camps de concentration nazis qui a constitué un tournant dans le regard que les sociétés démocratiques ont porté sur les médecins et dans l'éthique médicale [1] : en 1947, le Code de Nuremberg dispose ainsi que « le consentement volontaire du sujet humain est absolument essentiel » [2]. Les différentes conventions et lois qui suivirent ne feront qu'asseoir davantage cette montée en puissance, dans la recherche et dans le soin, de l'autonomie du patient : de la déclaration d'Helsinki en 1964 à la loi Huriet-Serusclat en 1988, jusqu'à la loi du 4 mars 2002 relative aux droits

---

1. Voir C. Ambroselli, *L'éthique médicale*, Paris, P.U.F., 1988, part. III, p. 103 *sq.*

2. Code de Nuremberg (1947), art. 1.

des malades qui dispose qu'« aucun acte médical ni aucun traitement ne peut être pratiqué sans le consentement libre et éclairé de la personne et ce consentement peut être retiré à tout moment »[1].

C'est à cette même logique intellectuelle, éthique et politique que participe la définition par l'OMS de la santé depuis 1946 : « La santé est un état de complet bien-être physique, mental et social, et ne consiste pas seulement en une absence de maladie ou d'infirmité. »[2] Le soin n'est plus *seulement* voire *essentiellement* le rétablissement d'un équilibre biologique mais peut être étendu au maintien, à la restauration ou même à l'instauration d'une certaine conception de l'existence, c'est-à-dire une aide ou une assistance (para)médicale à l'accomplissement de l'individu – on parle ainsi en France d'Assistance Médicale à la Procréation (AMP). Les individus demandent à la médecine non seulement qu'elle guérisse des maladies, mais aussi qu'elle réponde à des désirs non-médicaux, c'est-à-dire des désirs qui ne sont pas liés à ce que nous entendons communément par maladie (physique ou psychique) : désirer conserver une apparence jeune, améliorer ses capacités mémorielles le jour d'un examen, avoir un enfant de sexe masculin et de grande taille, etc. La médecine et le soin ne se limitent plus à maintenir ou à restaurer un équilibre biologique et psychique, mais participent à une

---

1. Art. 11 de la Loi n° 2002-303 du 4 mars 2002 relative aux droits des malades et à la qualité du système de santé. Article L1111-4 du Code de la santé publique.

2. Préambule à la Constitution de l'Organisation mondiale de la Santé, adopté par la Conférence internationale sur la Santé, New York, 19 juin-22 juillet 1946 ; signé le 22 juillet 1946 par les représentants de 61 États. (Actes officiels de l'Organisation mondiale de la Santé, n° 2, p. 100).

amélioration des capacités physiques, cognitives et sociales de l'individu.

Dans le champ de la procréation, la médecine ne répond plus seulement à l'infertilité ou à la stérilité : elle offre aujourd'hui à des couples homosexuels ou à des femmes célibataires une multitude de possibilités afin de réaliser leur désir d'enfant (fécondation in vitro, Insémination avec donneur, dons de gamètes, diagnostic préimplantatoire, gestation pour autrui, etc.) ; par la contraception définitive, elle permet aussi aux hommes et aux femmes de vivre leur sexualité sans la contrainte de la procréation (Texte I. c.)

Dans le champ de la fin de vie, la mort tend à devenir, lorsque c'est possible, celle que l'on choisit. En France, lorsqu'une personne « en phase avancée ou terminale d'une affection grave et incurable, quelle qu'en soit la cause, décide de limiter ou d'arrêter tout traitement, le médecin respecte sa volonté après l'avoir informée des conséquences de son choix » [1]. On ne peut plus contraindre un patient à suivre un traitement, même vital, lorsque celui-ci le refuse. Ce que certains choisissent de nommer « euthanasie passive » [2] tend à être toléré dans la plupart des démocraties alors que les différentes actions médicales par lesquelles on aiderait *activement* un patient à mourir sont tolérées de manière inégale dans le monde. En Europe par exemple, certains pays ont choisi de légaliser l'assistance médicale

1. Loi n° 2005-370 du 22 avril 2005 relative aux droits des malades et à la fin de vie, JORF n°95 du 23 avril 2005 page 7089. Voir la Loi n° 2016-87 du 2 février 2016 créant de nouveaux droits en faveur des malades et des personnes en fin de vie et en particulier l'article 3 sur la « sédation profonde et continue ».

2. Sur cette distinction et ses enjeux, voir par exemple l'article de Marta Spranzi, « Peut-on distinguer euthanasie active et euthanasie passive ? », *La Vie des idées*, 24 avril 2009.

au suicide et non l'euthanasie (l'Espagne, la Suisse et la Suède par exemple). La Belgique[1], le Luxembourg, les Pays-Bas ont légalisé l'euthanasie.

Une telle extension des pratiques médicales, au nom de l'accomplissement des individus pensés essentiellement comme des agents rationnels et autonomes (ou recherchant une plus grande autonomie), pose de nombreuses questions et de différents ordres : des questions logiques et onto-logiques, épistémologiques, morales, psychologiques, économiques et politiques. Tentons de préciser et de limiter ce questionnement au problème qui nous occupe : le soin.

Peut-on appeler « soin » toute réponse médicale à une demande d'aide ? Est-il légitime de nommer une assistance médicale à la procréation pour un couple homosexuel par exemple un acte de soin ? Si l'effectivité du « prendre soin » ne semble pas faire de doute – face à de telles demandes, on répète souvent qu'il s'agit « d'entendre la souffrance », de « compatir », etc. – en quel sens parler de « soin » puisqu'il n'y a dans ce cas aucune indication médicale au sens strict ? La question se pose aussi, mais selon des termes spécifiques, pour des demandes de contraception définitive (texte I. c.) : un acte qui consiste à *altérer* des capacités peut-il être défini comme un acte de soin ? Ou encore pour des gestes d'euthanasie (texte I. b.) : si la persistance de l'identité personnelle du patient durant le soin n'est pas une condition nécessaire du soin – des soins sont concevables malgré des changements plus ou moins profonds de l'identité du patient (Alzheimer, transsexualisme, transplantation, etc.) – l'existence du soigné, la persistance d'*un* être semble une nécessité pour que l'on puisse parler de soin. Soigner suppose un processus,

---

1. Voir C. Van Ooste, *Médecin catholique, pourquoi je pratique l'euthanasie ?*, Paris, Presses de la Renaissance, 2014.

une durée entre deux états d'*existence* plus ou moins distincts.

Ces objections n'impliquent aucun jugement moral concernant ces pratiques et ne conduisent pas nécessairement à les exclure des pratiques médicales et paramédicales. Ce qui est hors du champ médical n'est pas nécessairement condamnable moralement et la médecine peut être comprise comme recouvrant le soin médical mais sans s'y réduire : même si on choisit de distinguer conceptuellement par exemple l'assistance médicale à la procréation du soin médical – en ce que l'AMP ne *guérit* pas – les démocraties l'intègrent pleinement aux services hospitaliers, à la formation et à la pratique médicales. Il y a donc des actes médicaux qui ne soignent (*cure*) pas ou qui n'ont pas de relation directe à une maladie.

Sans doute faut-il limiter le domaine d'extension du soin pour ne pas en perdre le sens et distinguer un acte de soin d'une assistance médicale à la procréation pour raisons sociétales ou d'une aide à mourir. C'est en définitive les relations exactes entre la santé, le soin, la médecine et le bien-être qui doivent être interrogées et précisées : la santé, telle qu'elle est définie par la médecine, est-elle une composante du bien-être individuel, un facteur déterminant de celui-ci, ou encore, comme le suggère la définition de l'OMS, le bien-être lui-même ? Quelles sont les conséquences pour la compréhension du soin ?

BIEN-ÊTRE, BONHEUR, AUTONOMIE : LE SOIN MÉDICAL, *UNE* RÉPONSE PARMI D'AUTRES

Définir la santé comme un « complet bien-être » tend à faire de toute réponse à un besoin, un désir ou une préférence – lorsqu'ils passent par la médecine pour s'accomplir – un soin. Mais un tel paradigme est-il tenable ? La notion de bien-être est-elle bien claire et adaptée pour penser le soin? Que la médecine et en particulier le soin puissent participer à l'amélioration du bien-être individuel, c'est un fait qu'il est absurde de nier. Mais définir le bien-être comme *le* but du soin médical est problématique. Si beaucoup de jeunes parents placent leurs (très) jeunes enfants devant un écran pour regarder des dessins animés – l'effet immédiat visé étant le plaisir de l'enfant – les études scientifiques montrent la gravité des dommages occasionnés par les écrans sur leur développement[1]. Bien-être et santé ne sont pas synonymes. Mais de quel « bien-être » parlons-nous?

Le bien-être est une notion polysémique qui varie selon les époques, les sciences qui l'étudient (philosophie, psychologie, économie, etc.) et les auteurs : au sein d'une théorie hédoniste, le bien-être est défini comme la satisfaction maximale des plaisirs et l'évitement des douleurs – des sensations mesurables par leur durée et leur intensité selon J. Bentham[2]. Lié à l'émergence en particulier des économistes du bien-être, il est caractérisé comme la satisfaction des désirs et des préférences individuels. Enfin, au sein d'une théorie eudémoniste – dont le père est Aristote – il est défini comme un ensemble objectif, voire universel, de biens effectivement atteints (besoins, connaissance, amitié, sagesse, etc.). Suivant ces trois approches du bien-être – qui recouvrent chacune une diversité de courants et

---

1. Pour une synthèse intéressante de ces études, notamment dans les neurosciences, voir le livre de M. Desmurget, *TV Lobotomie. La vérité scientifique sur les effets de la télévision*, Paris, Max Milo, 2012.

2. J. Bentham, *An Introduction to the Principles of Morals and Legislation*, J. Burns, H. L. A. Hart (eds.), Oxford, Clarendon Press, 1996 ; trad. fr. par E. de Champs, J.-P. Cléro, *Introduction aux principes de morale et de législation*, Paris, Vrin, 2011.

d'auteurs – notre compréhension de la santé et du soin médical est différente : si le bien-être consiste seulement en un ensemble de sensations ou d'états mentaux positifs, et que nous considérons que la santé le bien-être sont synonymes, alors brancher en permanence un individu à une « machine d'expérience » [1] qui lui injecterait des drogues produisant des plaisirs variés et intenses pourrait être compris comme un acte de soin. Or les plaisirs immédiats et la santé sont souvent incompatibles (tabac, alcool, etc.) et viser la santé implique une évaluation des bénéfices et des risques au regard d'une durée bien plus large que le présent immédiat. Soigner n'est donc pas réductible à une action qui vise à procurer du plaisir. La plupart des soins impliquent des douleurs, des privations et des souffrances (les pansements des grands brûlés, la chimiothérapie, etc.) et ne conduisent pas nécessairement ni simplement à maximiser nos plaisirs. Si le soin médical vise le bien-être, la définition hédoniste (la plus simple) du bien-être est inadéquate.

Si le bien-être est compris comme la satisfaction des préférences et des désirs individuels, répondre favorablement à *toutes* les demandes peut-il être défini comme un acte de soin ? Les équipes médicales doivent évaluer de telles demandes, en particulier sur le plan psychologique : tel désir est-il libre, éclairé et rationnel ? L'acte envisagé respecte-t-il l'injonction supposée hippocratique qui définit l'une des finalités traditionnelles de la médecine : « primum non nocere » [2] ? Si l'acte de soin peut consister à apporter une aide à la réalisation d'un désir, il doit tenter parfois

---

1. Telle est l'expérience de pensée imaginée par le philosophe R. Nozick pour critiquer l'approche hédoniste : *Anarchy, State and Utopia*, Basic Books, New York, 1974, p. 43-45.

2. Hippocrate, *Epidémies*, I, 5.

de soigner le désir lui-même lorsque celui-ci est le symptôme d'une pathologie : le chirurgien ne répond pas favorablement, sans réflexion ni évaluation, à toutes les demandes de pose d'anneau gastrique ou de by-pass. Pour des personnes qui souffrent de pathologies psychiques (anorexie, boulimie, etc.), de telles interventions sont potentiellement dangereuses. Mais les désirs individuels peuvent être l'expression d'une volonté autonome et leur accomplissement peut être bénéfique pour l'individu : le philosophe H. Frankfurt par exemple distingue les désirs de premier ordre des désirs de second ordre. Les désirs de premier ordre se réfèrent directement à leur objet. Les désirs de second ordre portent sur les désirs de premier ordre. Une personne peut être reconnue comme autonome si ses désirs primaires coïncident avec ses désirs secondaires [1]. Or même dans ce cas, la satisfaction des désirs individuels est-elle pour autant compatible avec une prise en charge *équitable* de tous les citoyens ? L'éthique du soin doit intégrer, selon le philosophe T. Beauchamp, une réflexion sur le juste et l'injuste : un « principe de justice » (texte III. c.).

Si le bien-être est finalement synonyme de bonheur, et que celui-ci suppose la possession d'un ensemble objectif de biens [2] plus ou moins nombreux (physiques, psychiques, sociaux, etc.), le soin médical est-il le seul moyen et surtout le plus adapté pour les atteindre ? Penser que le développement de l'intelligence humaine par exemple repose entièrement sur les caractéristiques génétiques de l'individu repose sur une illusion : les capacités physiques et

---

1. H. Frankfurt, « Freedom of the will and the concept of a person », *Journal of Philosophy* 68 (1971), p. 5-20.

2. Voir par exemple la liste des « biens premiers » (droits, libertés, pouvoirs, etc.) de J. Rawls, *Théorie de la justice*, trad. fr. par C. Audard, Paris, Seuil, 2009, 2, § 11.

psychiques d'une personne, ainsi que son identité personnelle sont irréductibles à sa seule identité génétique. Ni la thérapie génique, ni l'amélioration génétique ne permettront à eux seuls de rendre les hommes plus performants sur le plan intellectuel. L'éducation, l'école, la volonté et la liberté individuelles sont des conditions essentielles du développement de l'homme mais aussi de son bien-être. La santé et le bien-être, au sens plus large du bonheur, recouvrent, sans s'y réduire, le bien-être, la santé et le soin au sens médical. Si l'AMP est un moyen – parfois le seul – pour un couple d'avoir un enfant, l'aide médicale peut *participer* sans aucun doute au bonheur de ce couple, mais il ne sera jamais suffisant (élever un enfant n'a pas que des effets positifs sur ses parents) et sera-t-il un facteur essentiel ? Il est illusoire de penser que le bonheur des hommes puisse reposer entièrement sur les avancées de la médecine.

La définition positive de la santé par l'OMS conduit à médicaliser *toutes* les dimensions de l'existence humaine : tous les maux (anxiété, hyperactivité, mésestime de soi, échec scolaire, etc.) devraient trouver un remède médical. Et on assiste depuis la fin du XXᵉ siècle à un culte obsessionnel de la santé (le « healthisme » ou « santéisme »[1]) qui norme de nombreux individus et leur existence : si le XXIᵉ siècle est bien « éthique »[2], pour reprendre la formule de G. Lipovetsky, il est aussi devenu essentiellement médical. Il suffit de parcourir les rayons d'une librairie ou d'une maison de la presse (la multitude de livres et de

---

1. Voir R. Crawford, « Healthism and the medicalization of everyday life », *International Journal of Health Services* 10/3 (1980), p. 365-88 ; L. Sfez, *La santé parfaite. Critique d'une nouvelle utopie*, Paris, Seuil, 1997.

2. G. Lipovetski, *Le crépuscule du devoir*, Paris, Gallimard, 1992, p. 11.

revues en psychologie, développement personnel, santé, etc.) pour percevoir l'étendue de cette médicalisation de l'existence.

Or le soin médical n'est sans doute finalement qu'*une* des dimensions d'une relation vitale plus profonde, multidimensionnelle (parentale, éducative, médicale, sociale, politique) qui relie les hommes et qui est essentiel à leur accomplissement : un « soin relationnel » (texte II. b.), constitutif de chaque être humain et de toute société qui permet à chacun de s'accomplir le mieux possible avec et grâce aux autres. Aux besoins, désirs, préférences individuels des individus, répondent, souvent imparfaitement, différentes dimensions de ce soin vital – tel est le principe de réalité. A l'homme d'apprendre, de mesurer et de déjouer, mais aussi d'accepter l'incomplétude et le partage, qui sont des dimensions essentielles de l'existence et de la culture humaines, mais aussi sans doute du bonheur. Comme l'écrit Descartes, « ma troisième maxime était de tâcher toujours plutôt à me vaincre que la fortune, et à changer mes désirs que l'ordre du monde » [1].

PLAN DE L'OUVRAGE

Une étude philosophique du soin médical doit questionner à la fois les intentions de ceux qui soignent et de ceux qui reçoivent ces soins, les buts et les fins visés par chacun, dans un contexte social, politique et économique, ainsi que l'ensemble des actes qui en découlent, de manière nécessaire ou accidentelle, et déterminer ainsi les limites – si limites il y a – du soin médical. Des limites objectives

---

1. R. Descartes, *Discours de la Méthode*, présentation par G. Rodis-Lewis, Paris, GF-Flammarion, 1992, IIIe partie, p. 47-48.

qui permettent de répondre à la question de l'essence : qu'est-ce que le soin ? Des limites éthiques et morales qui tentent de répondre à la question : qu'est-ce que *doit* ou *devrait* être le soin médical ?

La première partie de l'ouvrage montre le soin dans sa diversité et jusque dans ses limites : *accompagner* une personne atteinte d'une maladie incurable comme Alzheimer, est-ce soigner (texte I. a.) ? L'euthanasie peut-elle être considérée comme un soin ? (texte I. b.) ? Une contraception définitive (texte I. c.) ? La diversité des actes médicaux rend difficile la saisie et la compréhension du soin et de la médecine dans son unité : c'est alors le sens du soin qui doit être redéfini et élargi.

Les textes de la seconde partie interrogent l'essence, le sens et la finalité du soin médical selon une approche historique et philosophique (texte II. a.), mais aussi en lui-même en tant que le soin médical constitue la manifestation d'une relation vitale plus profonde et spécifiquement humaine (texte II. b.) : le soin est la réponse indispensable de l'homme à sa propre vulnérabilité. Mais c'est une autre approche que défend le philosophe B. Baertschi qui voit en la médecine l'un des moyens voire le moyen ultime, pour l'homme, de réaliser son autonomie (texte II. c.).

La troisième et dernière partie interroge les limites éthiques du soin médical et propose trois approches de la relation de soin : l'approche phénoménologique du médecin et philosophe E. Pellegrino qui définit le soin et ses limites éthiques à partir de l'expérience « universelle » de la maladie (texte III. a.) C'est dans le contexte particulier du suivi médical pour diabète que la sociologue Annemarie Mol recherche une essence du soin libérée des normes occidentales libérales et en particulier de celle de l'autonomie (texte III. b.) : l'éthique du soin préfigurée ici est une éthique du *care* ou de la sollicitude. Enfin, le texte de T. Beauchamp, en référence à l'ouvrage devenu aujourd'hui incontournable dans le milieu médical et la bioéthique en Amérique du Nord et en Europe [1], offre au lecteur une synthèse éclairante de la méthode dite « principiste » en éthique appliquée et propose d'examiner les situations de soin difficiles – sur le plan éthique – à travers quatre principes fondamentaux : autonomie, bienfaisance, non-malfaisance et justice. Cette dernière méthode, par sa volonté de faire la synthèse difficile des principaux modèles éthiques de l'histoire de la philosophie [2], représente en définitive l'intention première de cet ouvrage : proposer une approche pluraliste du soin médical, soucieuse de la complexité et de la singularité des actes de soin, qui incite chacun d'entre nous à la discussion et à la recherche. Le soin convoque plus que jamais l'exercice philosophique.

---

1. T. L. Beauchamp, J. F. Childress, *Principles of Biomedical Ethics*, Oxford, Oxford University Press, 7th edition, 2012.
  2. Voir *ibid.*, chap. 8.

LES APORIES DU SOIN : LE SOIN ÉBRANLÉ ?

PRÉSENTATION

L'un des premiers problèmes que doit affronter le philosophe à la recherche d'une essence du soin est la multiplicité et la fragmentation des pratiques médicales : au sein de la médecine occidentale et contemporaine, quel est le point commun entre des soins palliatifs, un acte d'euthanasie et des actes chirurgicaux tels une appendicectomie ou une contraception définitive ? Toutes ces pratiques relèvent-elles du soin ? Et si oui, en quel sens ? Mais aussi, que visent-elles ? Ont-elles en commun des fins déterminées ? Et si tel est le cas, ces fins sont-elles internes (essentielles) ou externes à la médecine – c'est-à-dire définies par les individus, la société ou encore l'État ? Sont-elles spécifiques à la pratique médicale et paramédicale ou sont-elles communes à d'autres activités comme le yoga ou la méditation ?

Dans la première partie de cet ouvrage, nous avons choisi délibérément trois champs de la médecine contemporaine occidentale qui suscitent des questions vives non seulement dans le champ médical mais aussi social, politique et économique.

La maladie d'Alzheimer, première cause de démence chez la personne âgée, est définie par la Haute Autorité de Santé (HAS) comme « une maladie neurodégénérative d'évolution progressive. Elle est la cause principale de dépendance lourde du sujet âgé et le motif principal d'entrée en institution. Elle commence bien avant le stade démentiel par l'apparition de troubles cognitifs diversement associés et éventuellement de troubles du comportement ou de la personnalité. L'évolution se fait sur plusieurs années avec l'apparition d'une dépendance progressive avec retentissement sur les activités de la vie quotidienne (toilette, habillage, alimentation, déplacement) et sur l'entourage » [1]. Le plus souvent, la personne atteinte de la maladie d'Alzheimer, dans les premiers stades, ne souffre pas et ne se perçoit pas comme malade. Mais progressivement et aujourd'hui encore, de manière « continue » et inéluctable, la personne devient grabataire et meurt « par complication de décubitus ou suite à une autre cause associée (infection, maladie liée à l'âge) » [2]. C'est donc une maladie qui aujourd'hui ne se soigne pas au sens curatif du terme, mais la prise en charge médicale (« traitement symptomatique par inhibiteur de l'acétylcholine estérase » [3] par exemple) et paramédicale (stimulation cognitive, soutien psycho-logique, etc.), en ce qu'elle vise à ralentir le processus et à maintenir le plus longtemps possible la personne à son domicile, entre bien dans la catégorie plus large du soin – la HAS parle ainsi de « plan de soin et d'aides ». L'incura-bilité actuelle et sans doute provisoire de la maladie d'Alzheimer – les traitements par immunothérapie, qui visent à éliminer le peptide (bêta) amyloïde, sont les plus prometteurs – n'exclut pas que sa prise en charge (para) médicale puisse être définie comme un soin : de nombreux

1. HAS, « Maladie d'Alzheimer et maladies apparentées : diagnostic et prise en charge », 2011, p. 7.

2. A. Bertrand, S. Epelbaume, C. Denier, Neurologie, Cahiers des ECN, Elsevier Masson, 3ᵉ éd., 2012, p. 46.

3. *Ibid.*

actes de soin, reconnus comme tels par la communauté médicale, ne sont pas curatifs (les soins palliatifs, l'assistance médicale à la procréation, etc.) Or dans les stades avancés de la maladie, à qui s'adresse le soin ? C'est là le problème mis en lumière par le philosophe Michel Malherbe dans ce texte inédit qui fait écho à son livre « Alzheimer. La vie, la mort, la reconnaissance » : soigner requiert d'être au moins deux, un soignant et un soigné. Or le soin a-t-il encore un sens – peut-on même parler de soin ? – face à cette « présence paradoxale d'une absence », cette « durée morte » que constitue désormais, selon l'auteur, l'existence d'une personne atteinte de la maladie d'Alzheimer en stade avancé ? Y a-t-il encore une personne sous la multiplicité des prédicats terribles que fait apparaître cette maladie ? Alzheimer « est une pathologie qui rend l'être humain inhumain », écrit le philosophe. Or sans humanité – et donc sans sujet auquel s'adresse le soin – en quel sens peut-on encore parler de soin ? Remplacer rapidement le verbe *soigner* par le verbe plus vague et confus *accompagner* ne change rien au problème, car accompagne-t-on encore quelqu'un ?

Mais que la personne soignée soit présente dans la relation de soin et qu'elle soit même, admettons le ici, totalement autonome et lucide, n'implique pas que tout acte délivré par un professionnel de santé à la demande de ce patient idéal puisse être défini comme un soin. C'est la question posée au philosophe Jean-Yves Goffi dans ce texte inédit : l'euthanasie, définie communément comme un acte délibérément mortel sur un patient atteint d'une pathologie grave et incurable, est-elle un acte de soin ? Question violente pour beaucoup, voire paradoxale, si soigner vise la santé et si donner intentionnellement la mort est, comme le dispose notre code pénal, un meurtre, ou avec préméditation, un assassinat. Mais donner la mort à une personne atteinte d'un mal grave et incurable et qui la demande de manière libre et éclairée, est-ce encore un crime? Surtout, un tel acte – une injection de chlorure de potassium qui entraîne l'arrêt cardiaque – peut-il entrer dans la pratique médicale et même être défini comme un soin? La réponse est loin d'être évidente et encore moins unique.

Le soin médical vise traditionnellement à maintenir ou à restaurer l'état de santé d'une personne et par conséquent à lui éviter la mort. Certes, « si la vie était une maladie, alors on pourrait considérer le suicide comme une automédication et l'assistance au suicide ainsi que l'euthanasie comme des actes de soin. Mais qui pourrait soutenir la thèse selon laquelle la vie est une maladie? » écrit dès l'ouverture Jean-Yves Goffi. Or la médecine a-t-elle pour seule fin la santé? Rechercher une mort paisible, pour reprendre la formule même du rapport du Hastings Center [1], qui se propose de définir, avec autorité, les fins de la médecine, ne peut-il pas être défini comme l'une de ces fins aux côtés de la prévention, de la promotion et du maintien de la santé, ou encore du soulagement de la douleur et des souffrances causées par les maladies? C'est par l'examen des fins de la médecine et de leur nature que Jean-Yves Goffi a choisi d'examiner et de répondre à la question posée.

Un troisième type d'acte médical, associé durablement dans les représentations communes aux événements de la seconde guerre mondiale, est celui de la stérilisation ou contraception dite définitive. Si l'euthanasie est un acte

1. Réimprimé dans *The Goals of Medecine. The Forgotten Issues in Health Care Reform*, ed. by M. J. Hanson and D. Callahan, Washington, Georgetown University Press, 1999, p. 1-54.

qui vise à mettre un terme à la vie du patient, la contraception définitive « porte atteinte aux fonctions reproductives d'une personne »[1] et donc au fonctionnement normal du corps humain. Le pédiatre et épidémiologiste Bernard Branger et le gynécologue-obstétricien Philippe David interrogent leurs pratiques : longtemps considérée comme illégitime par la communauté médicale, la contraception définitive pour les femmes et les hommes majeurs et autonomes qui en font eux-mêmes la demande (ou pour les personnes déficientes majeures par l'intermédiaire de leurs parents ou de leurs représentants légaux), est aujourd'hui légale en France. Or la communauté, non seulement médicale, peine encore à considérer ces actes comme relevant de la médecine et encore moins comme des soins : en l'absence de raisons proprement médicales (grossesses à haut risque, maladies génétiques transmissibles graves et incurables, etc.), en quel sens « entraver de manière permanente la fertilité » d'une femme, même consentante, peut-il être défini comme un acte de soin ? Qu'est-ce que soigner veut dire ici ?

A la lecture de cette première partie, un concept de soin semble se dessiner dans la multiplicité des pratiques, un concept qui doit être questionné davantage : le soin vise à maintenir, favoriser et améliorer l'autonomie individuelle du patient, fût-ce à un degré minimal (Alzheimer en stade avancé, par exemple). Est-ce là une définition possible et souhaitable du soin médical ? Il nous faut aller plus loin encore dans la recherche de l'essence du soin.

---

1. CCNE, Avis N°50, « Rapport sur la stérilisation envisagée comme mode de contraception définitive », 1996, p. 1.

MICHEL MALHERBE

LE SOIN DE RECONNAISSANCE : ALZHEIMER [1]

PROLÉGOMÈNES

Chaque vivant, et j'entends tout vivant quel qu'il soit, fait un individu, un individu qui est certes unique, puisqu'il est le seul à vivre sa vie, mais qui, dans le même temps, le temps de sa vie, exemplifie dans son être l'espèce dont il est membre et dont il partage avec ses semblables la nature. Unique, il naît et meurt, mais l'espèce lui survit. À son existence sont donc attachées deux fonctions principales : la nutrition et la reproduction.

Tant par la nutrition que par la reproduction l'individu vivant est dépendant : par la nutrition il est dépendant de son milieu et se comporte comme un être de besoin ; par la reproduction, il est dépendant de l'autre sexe, et d'une manière générale de son espèce, et il se comporte comme un être de pulsion. Or notre société d'abondance nous a fait oublier les nécessités auxquelles doivent répondre l'individu dans sa vie et l'espèce dans sa survie, et nous rend ainsi moins conscients de la dépendance individuelle

---

1. Texte inédit.

où nous sommes, une dépendance qu'on préfère aujourd'hui traduire en droits, en droits réputés naturels – traduction qui n'est qu'une affaire de représentation et de langage.

Le mot de *dépendance* est reçu de plus en plus difficilement ; on préfère parler de *vulnérabilité*. Ce qui est donner l'apparence pour la réalité : à l'épreuve *réelle* du besoin, que l'individu a ou n'a pas le pouvoir de satisfaire, est substituée la représentation d'une déception *possible* de la satisfaction du besoin, satisfaction qui, dans une société de consommation, est tenue pour le régime ordinaire de l'existence.

La dépendance est, d'une manière générale, la condition naturelle de tout individu vivant ; elle est fonction du rapport qui s'établit entre le principe qui l'anime et les moyens dont il dispose. Étant un être unique, singulier dans sa spontanéité, l'individu ne cesse de rapporter à lui-même les bénéfices qu'il en retire et qui la lui font surmonter : l'aliment dont il est dépendant, il le consomme et le digère, il le fait sien, il en tire sa satisfaction.

Mais pour transformer cette dépendance naturelle en la satisfaction où elle cesse, nous avons besoin des autres hommes, ce qui nous fait développer une nouvelle dépendance qui s'exprime dans les relations humaines. Comment, à travers ces relations, chacun peut promouvoir son autonomie personnelle est une question qu'il faut distinguer de la précédente qui était : comment dans la satisfaction le vivant surmonte-t-il sa dépendance naturelle ? Car les *biens* où se termine notre dépendance naturelle quand nous en avons possession et jouissance, ne nous affranchissent nullement du système d'échanges et d'obligations réciproques qui nous a permis de les acquérir. Êtres de besoin, nous dépendons de la nature ; êtres de satisfaction, nous dépendons des autres hommes. C'est une vieille question de philosophie que de déterminer les biens dont la jouissance ne porte pas atteinte à notre autonomie.

On distinguait classiquement, entre trois sortes de biens : les biens de nécessité indispensables à la survie de l'individu : nourriture, sécurité, santé ; les biens de confort qui ne peuvent être acquis que dans un système marchand et qui satisfont à une meilleure condition de vie : l'individu ne vivant plus dans la nécessité peut distraire une partie de son revenu, entrer dans le système de l'échange et ne connaître plus que des désirs d'objet ; enfin les biens de luxe qui n'ajoutent rien à la satisfaction des besoins ni à l'assouvissement des désirs, mais qui répondent à une culture du plaisir. Si l'on peut disputer de savoir s'il faut permettre et favoriser le développement d'une culture du plaisir, on ne trouvera certes pas illégitime que les hommes passent ou soient passés de l'état de nécessité à celui de confort ou de commodité.

Il n'est pas toujours aisé de déterminer si le confort est plus proche de la nécessité que du luxe. Si les biens de nécessité ne prêtent guère à discussion d'une manière générale et si les biens de luxe peuvent être représentés comme ne répondant à aucun besoin, la définition des biens de confort s'avère beaucoup plus incertaine.

Dans la société qui est la nôtre, c'est le confort qui a charge de répondre à la nécessité : il en est devenu la modalité ordinaire. La publicité sait ainsi transformer tout besoin en désir d'objet et la consommation tirer argument de la saveur d'un produit plutôt que de son apport nutritif. On raisonne souvent comme si les biens de confort s'ajoutaient aux biens de nécessité, comme si les premiers apportaient de manière séparée un supplément aux seconds. Mais le confort se fait nécessité en satisfaisant à la nécessité.

Le matelas à air pulsé sur lequel, de préférence, on couche la personne grabataire est-il de confort (améliorer son repos) ou de nécessité (traiter ses escarres)? Le complément alimentaire qu'on donne à cette patiente alzheimer qui fait constamment le geste de porter de la nourriture à sa bouche est-il de confort (lui procurer un sentiment de satiété) ou de nécessité (combattre la dénutrition qui est un des symptômes de la maladie)? On pense implicitement que les soins donnés au corps sont plutôt de nécessité et ceux donnés à l'âme plutôt de confort. Mais prenez cette dame qui ne cesse d'appeler pour qu'on lui parle et qui exige qu'on s'occupe d'elle à l'exclusion de ceux qui sont autour d'elle : répondre à son appel et à son anxiété, est-ce lui apporter un confort intérieur, l'apaiser, la flatter d'une attention particulière, ou combler ce besoin impérieux qu'ont les personnes désorientées de se rapporter toujours à une personne référente?

Le *soin*, pris généralement, rentre dans la catégorie des biens qu'on fournit à autre que soi en vue de la fin que cet autre poursuit. Pour atteindre cette fin, l'individu doit s'en rapporter à la libéralité de la nature ou à ses propres pouvoirs. S'il ne dispose pas du pouvoir requis, il peut employer le pouvoir de quelque autre, lequel met ce pouvoir à sa disposition. Mais le soin n'est pas un objet, c'est un acte : faut-il rappeler qu'à la source du remède il y a la prescription? Ainsi, soigner, c'est toujours mettre au service d'autrui, soit généreusement soit de manière marchande, un pouvoir actif que l'on a ; en ce sens, le soin n'est pas un simple bien marchand – tout comme chez Marx la force de travail, quoiqu'elle soit elle-même traitée comme une marchandise, est à distinguer de l'objet produit par le travail. Je me rends chez le médecin, je me soumets à son examen et lui paie à la fin la consultation. Quel est le contenu de cet échange marchand ? De mon côté, je règle le montant fixé pour l'acte ; de l'autre côté, le médecin met à ma disposition sa compétence, c'est-à-dire un savoir pratique. Puis-je dire que j'ai acheté ce savoir pratique que je ne détiens pas par moi-même ? Il prend la forme d'une ordonnance à laquelle je vais obtempérer, d'une prescription que je vais suivre. Et dans tout soin, si bienveillant qu'il soit, on retrouve cette dimension prescriptive, parfois cette insistance ou, sous une forme atténuée, cette sollicitude. Or, est-il possible d'aliéner (même momentanément) au bénéfice d'autrui un pouvoir que l'on a ? Inversement peut-on s'approprier un pouvoir que l'on n'a pas ? Ou faut-il dire que recourir au pouvoir d'un autre, c'est toujours s'y soumettre ou lui obéir, le pouvoir étant par nature intransmissible ? Le bénéficiaire du soin fait sien le soin. Il y gagne la satisfaction de la fin qu'il poursuit (la santé, le bien-être), il y gagne de retrouver dans sa vie son indépendance (autant qu'il se peut). Mais le prix à payer de cette indépendance retrouvée aura été l'hétéronomie : il se sera soumis à l'autorité du soignant.

Le soignant est incontestablement l'agent et par son savoir il a autorité sur l'action elle-même, sur la procédure du soin. Mais peut-on dire qu'il soit l'auteur du soin en en étant l'agent ? Le patient est le destinataire du soin. Ce dernier est incontestablement, par l'intérêt qu'il y attache, l'auteur de la fin poursuivie (la santé, le bien-être). En ce sens, l'auteur du soin, en tant que le soin mène à la fin poursuivie, n'est pas l'agent. Toutefois, l'agent n'étant pas ici une machine ou un robot qui serait à disposition, il faut qu'en quelque manière son action soit intéressée par la fin poursuivie. On dira donc que l'agent est plus qu'un moyen, qu'il est l'acteur du soin – acteur, c'est-à-dire qu'il est le représentant autorisé de celui qui est l'auteur de la fin poursuivie, et qu'ainsi il agit en lieu et place du destinataire et en son nom. On comprend de la sorte une pratique qui se généralise aujourd'hui en matière de soin : il faut une fiche d'information décrivant l'action envisagée de l'agent ; mais il faut aussi une fiche de consentement autorisant l'agent à être tenu pour l'acteur du soin au nom de son destinataire qui en est le véritable auteur. La fiche d'information ne fait pas de difficulté : par hypothèse, le patient est tenu lui-même pour un agent rationnel ; et même s'il ne possède pas le savoir requis, on suppose qu'il a assez de raison pour comprendre les raisons de l'agent. Le formulaire de consentement est beaucoup plus délicat puisqu'il faut poser que la volonté de l'agent convient si étroitement avec la volonté du patient qu'elle peut se présenter comme étant la volonté de celui-ci ou comme une volonté que celui-ci peut vouloir. Mais peut-on vouloir la volonté d'un autre relativement à la fin qu'on se donne ? Comment le soigné, voulant la fin (la santé) peut-il vouloir la décision du soignant portant sur le mode opératoire du soin ? C'est là l'ambiguïté de ce mode de représentation qu'est l'autorisation : elle induit l'obéissance de l'auteur à l'acteur qu'il a autorisé. Certes, par principe, tout consentement peut être repris. Mais, on le sait, quand le soin répond à l'urgence, rares sont ceux qui reviennent sur leur consentement. Quoi qu'il en soit, on retiendra formellement que le soin est une relation complexe et que c'est une relation bilatérale, mais asymétrique dans chacun des deux sens.

Étant une relation entre des personnes, le soin ne peut aller sans une morale du soin. Mais, en tant qu'opération, il induit aussi un rapport fonctionnel entre un besoin exprimé et une réponse apportée. À ce titre, il porte en lui une exigence de résultat, de sorte que l'on puisse en apprécier la qualité, en mesurer le bénéfice ou en analyser l'insuccès. Si on tient le résultat pour la réponse à un droit du destinataire, alors la relation développée est asymétrique, puisque ledit résultat se termine dans la satisfaction du destinataire, ce qui est le propre de l'assistance. Si le soin entre dans le système de l'échange marchand, la relation paraîtra symétrique, comme peut l'être un contrat, mais restera asymétrique en tant que relation d'autorité. Si le soin est de l'ordre du bienfait, il peut se faire qu'au bienfait réponde le bienfait. La gratitude du bénéficiaire, pour ne parler que d'elle, qui comme le bienfait lui-même ne saurait être imposée – la gratitude est elle-même un bienfait : ainsi la relation *peut* être ramenée à une forme de symétrie.

On peut considérer le soin sous plusieurs points de vue : le point de vue *fonctionnel* qui l'envisage comme la réponse adaptée à un besoin ; le point de vue *technique* qui le considère dans son mode opératoire ; le point de vue *environnemental* qui appréhende les circonstances qui l'accompagnent (temporalité, prise en charge, etc.) ; enfin, le point de vue *éthique* qui, le soin étant une action, pose les principes qui commandent ou doivent commander cette action. Les quatre points de vue doivent être tenus ensemble. Un principe éthique vaut certes par lui-même dès lors qu'il est légitime ; mais il doit aussi faire la preuve qu'il est la réponse utile et qu'il peut être appliqué efficacement, eu égard aux circonstances. Ainsi, faire valoir le principe éthique de l'autonomie, en déduire celui de la liberté corporelle du sujet, et de là tirer le précepte de ne jamais attacher un patient alzheimer à son siège, ne coûte rien aussi longtemps qu'on ne considère pas son application au cas de ce patient qui perdant la capacité de marcher ne cesse néanmoins de se relever, au risque de tomber et de se casser le col du fémur.

LE SOIN ALZHEIMER

La maladie d'Alzheimer est, on le sait, en l'état actuel des choses, incurable et elle mène inexorablement à la mort. Il n'existe aujourd'hui aucun traitement qui pourrait apporter la guérison ni même administrer la preuve certaine qu'il retarde significativement l'évolution de la maladie. La fin poursuivie du soin ne peut donc être ici la guérison de l'individu. C'est pourquoi le soin alzheimer n'est pas un soin spécialisé mais se démultiplie en soins ordinaires dont le nombre va croissant à mesure que la maladie progresse. À proprement parler, il ne porte sur rien de propre, sinon de manière collatérale, quant aux conséquences de la maladie. Il peut paraître fort modeste, requérant souvent du soignant plus une attitude qu'un acte, plus un comportement qu'un geste. La fugue, pour prendre cet exemple, qui n'est pas pour le patient alzheimer une fuite loin d'*ici*, un ici qui serait insupportable, mais la recherche d'un *ici* devenu impossible parce que ce patient ne se sait plus dans le *ici* qui est le sien – la fugue, dis-je, a pour soin la promenade par laquelle on ramène toujours le patient à son point de départ. Mais on sait que la promenade est une habitude qui se développe communément avec l'âge et qui s'accompagne du plaisir de revenir chez soi.

Entrez dans un établissement médicalisé pour personnes désorientées. Vous n'y trouverez pas de salle de soins intensifs ni d'équipements spécialisés. L'établissement assure certes l'indispensable surveillance médicale, mais s'il est de qualité, il porte l'essentiel de son effort sur l'accueil des résidents, c'est-à-dire sur les moyens de reproduire, autant qu'il se peut, les conditions de l'existence de chacun dans son ordinaire, et d'offrir ainsi à tous « un lieu de vie » qui soit le plus « normal » possible. Et le résident mourra dans sa chambre, mieux qu'il ne le ferait s'il était resté chez lui.

Ces multiples soins de tous ordres, parfois de simples attentions concernant le bien-être matériel, psychologique ou moral des résidents et de la communauté qu'ils forment, paraîtront des soins de confort moralement inspirés par cette « charte de nos valeurs » que les établissements s'empressent d'afficher sur leur porte. Et pourtant, en établissement et même « à la maison », ces biens de confort satisfont à la nécessité, c'est-à-dire assument la *prise en charge* effective des patients. Le goûter, avec son rite établi, avec ses petites douceurs, est un confort de vie qui peut être attendu ; mais il a ce rôle essentiel de combattre la possible dénutrition du patient. Et, sous cet angle, le fait que les biens offerts soient les biens les plus ordinaires de la vie prend un tout autre sens. Ils sont ordinaires car la maladie atteint le patient dans son être même à chaque instant et dans chaque dimension de son existence : il y va désormais de sa personne. De sorte que tous ces soins divers *à* la personne ont pour moteur le soin *de* la personne elle-même, le soin de ce patient qui dégénère et tombe en dépendance.

Dans la vie ordinaire, notre dépendance tient à notre faiblesse relative, nous ne sommes pas tout-puissants. Mais nous ne laissons pas de raisonner et de décider par nous-mêmes et nous prétendons à la maîtrise de l'exécution. Et c'est une question concrète de savoir comment ce que nous opérons par notre propre pouvoir peut s'accommoder de ce qui est opéré par le pouvoir des autres à notre bénéfice. Mais dans alzheimer, la dépendance du patient concerne non pas seulement ses moyens d'action, elle le concerne lui-même en tant que source de l'action : sa pensée et sa volonté sont atteintes au point qu'on ne peut plus le tenir pour responsable de ses égarements. Et il s'agit moins de répondre à tel ou tel déficit fonctionnel ou comportemental induisant une dépendance particulière, même si l'on ne manque pas d'organiser des ateliers de mémoire ou de musique, que de traiter la dépendance elle-même, dépendance qui est le symptôme total où se réunissent toutes les carences de la maladie d'Alzheimer.

L'expression *soin à la personne* est équivoque. Souvent restreinte aux soins corporels (mais elle peut s'appliquer à toute espèce de soins) elle suggère une relation avec le patient passant par son intimité et exigeant donc le respect de son autonomie personnelle, ce qui rend la dimension morale incontournable. Mais le mot *personne* peut être pris en deux sens. Ou on le prend en ce sens moral qu'on vient de dire, c'est-à-dire en considérant toute personne comme un être conscient et responsable. Ou on le prend dans son sens réel, et l'on entend par là l'individu dans sa réalité donnée, sachant que la maladie d'Alzheimer ronge et finit par détruire ces attributs que sont la conscience et la responsabilité, grâce auxquels précisément l'on reconnaît moralement une personne. Peut-on dès lors, par devoir, tenir un être humain pour une personne lorsque cet être humain perd ou a perdu les attributs qui font la personne ?

Prenons le moment délicat de l'entrée en établissement du futur résident, ce moment décisif qui engage toute sa vie à venir jusqu'à sa mort. Seul le bénéficiaire d'une pareille prise en charge peut en autoriser l'acte. Et donc il faut lui supposer les capacités correspondantes de cognition et de décision qui le font traiter comme une personne autonome : on l'informe de ce que sera son état et on l'invite à signer le formulaire de consentement. Sa signature signifie non seulement qu'il accepte la transaction (on la lui propose) mais encore qu'il en est l'auteur responsable (c'est lui qui par sa décision la rend actuelle). Or il n'est pas rare que le futur résident soit parvenu à un état tel de sa maladie qu'il n'ait plus d'intelligence de l'information qu'on lui donne, qu'il ne saisisse pas l'engagement que représente une signature, et que, quand bien même lui resterait une capacité de décision, sa perception du temps étant affectée, il ne comprenne pas que sa décision présente détermine tout l'avenir qui lui reste. Supposons-le même jouissant encore de toute sa lucidité : cela a-t-il un sens de lui demander de consentir ? Qui peut par contrat, autrement que par faiblesse et démission, renoncer à la responsabilité de sa propre existence et de sa propre personne ?

Une telle transaction est un contrat puisque, contre un engagement financier du patient ou de sa famille, l'établissement s'engage à l'acte de soin qu'est sa prise en charge. Et, puisqu'un contrat suppose que les deux parties soient libres dans leur engagement, il est tentant de raisonner en termes de service : l'établissement, contre le forfait hébergement et le forfait dépendance, assurera les services indispensables au résident, tenu pour une personne autonome. L'hébergement est clairement un service rendu à la personne, mais c'est sur ce mode qu'on traite aussi la dépendance : on en fait un handicap appelant un service supplémentaire et l'on adjoint à la maison de retraite un pavillon réservé aux personnes désorientées. Mais, dans les faits, la dépendance qui est ici la suite d'un déficit d'être modifie la nature de l'hébergement : les divers biens de confort se changent en biens de nécessité.

Il semble que l'on confonde ainsi le soin de la personne et le service à la personne, une confusion entretenue par la valorisation du maintien à domicile du patient qu'on privilégie au détriment du placement en établissement. Dans le maintien à domicile, le patient est représenté comme une personne dont l'existence ne connaît pas de solution de continuité : personne autonome il a été, personne autonome il reste. Sa perte de mobilité, sa désorientation, ses égarements sont des handicaps auxquels ses proches doivent suppléer ; lesquels proches peuvent être déchargés par une société de service à domicile ou par un accueil de jour. Mais la désorientation du patient peut devenir telle que, quoiqu'étant chez lui, il ne se sache plus chez lui ; et sa démence peut devenir telle qu'il faille en permanence une présence auprès de lui, familiale ou professionnelle. On maintient le principe de son autonomie, on entretient ainsi une image plus conforme à la vie familiale, mais en réalité la dépendance du patient finit par n'y être pas moindre ; et ce n'est plus un ensemble de services qui sont requis, mais le soin de la personne même.

Cette dépendance radicale du patient rend-elle vaine toute volonté effective de respecter son autonomie ? On peut contourner la question en jouant de la dimension du temps. Revenons au problème du consentement. Au moment donné, le futur résident peut n'avoir plus les capacités propres qui font de lui un sujet responsable. Supposons que le placement soit pour le patient un bien de nécessité et qu'aucune autre disposition ne puisse être prise. S'il est vrai, eu égard aux circonstances, que le placement est un bien de nécessité et qu'une personne ne peut pas ne pas vouloir ce qui est pour elle un bien vital, alors on peut considérer que le patient, s'il avait la lucidité requise, prendrait de lui-même cette décision, et donc qu'il en est l'auteur et que le proche qui, en l'occurrence, signe à sa place remplit le rôle d'un acteur autorisé. Peut-être même, au début de la maladie, étant encore capable d'anticiper ce futur tragique, a-t-il couché par écrit sa volonté, pour ne pas rester à la charge de ses proches ; ou peut-être, a-t-il programmé par une directive expresse un suicide assisté dont il a fixé le moment, faisant ainsi acte d'autonomie dans la vue de ce moment à venir où, devenue dépendant, il ne serait plus capable d'un tel acte.

Ce raisonnement bute sur une difficulté générale. Il suppose que la personne, au temps t 0 puisse prendre en toute autonomie la décision d'aliéner son autonomie et de céder à autrui le soin de sa vie et de sa personne au temps t 1, c'est-à-dire quand *de facto* il l'aura perdue. On serait tenté de dire que l'ayant perdue de fait au temps t 1, le soin qu'on lui apportera étant un bien de nécessité n'a pas besoin d'être autorisé. À quoi l'on répondra qu'il n'est pas de situation de nécessité qui justifie que l'être de la personne soit aliéné, fût-ce à son bénéfice, par un quelconque pouvoir, même le mieux intentionné, et qu'il faut toujours poser d'une manière ou d'une autre le principe d'une autorisation. Mais la difficulté de départ demeure : le fait n'invalide-t-il pas le principe ?

LE SOIN DE LA PERSONNE ET LE TEMPS DE LA MALADIE

Comme tout acte, l'acte de soin se veut réfléchi et délibéré : il se donne une fin et le temps d'y parvenir ; mais le terme une fois atteint, il faut en évaluer le résultat. Ignorer que le soin prenne du temps serait, concernant alzheimer, une faute grossière. L'urgence peut certes commander que le délai ou le temps du soin soit raccourci. Mais dans cette maladie aucun soin n'a à proprement parler d'urgence sinon dans le traitement de certaines de ses conséquences. Une fausse route appelle un soin d'extrême urgence, mais le soin ordinaire à fournir porte sur le conditionnement de l'aliment et le respect d'une déglutition lente.

Cette absence d'urgence tient à un trait de la maladie : cette maladie peut durer très longtemps et évoluer très lentement. Il faut donc que le soin s'inscrive dans la durée et plus qu'ailleurs qu'il prenne un rythme chronique. La chronicité peut recevoir deux valeurs différentes. Ou le résultat complet finit par être atteint, et l'on parlera d'une manière générale de rétablissement, de guérison. L'on attribuera au soin une efficace curative : le patient est restauré dans sa santé, dans sa capacité ou dans son autonomie. La fin du soin est alors la disparition du soin. Ou l'on ne peut espérer de résultat complet et le soin doit être répété régulièrement sans autre ambition que la conservation de l'individu et sans autre terme connu que sa dégénérescence et sa mort. Alors le soin appelle le soin, et toujours davantage de soin, ce qui rend incertaine l'évaluation de son résultat.

La maladie d'Alzheimer apparaît paradoxale sur ce chapitre. La maladie mène inexorablement à la mort si le patient ne meurt pas de quelque autre affection. Néanmoins, la mort prend ici son temps, tout son temps. Car il faut relever un autre trait remarquable de la maladie, presque imperceptible à ses débuts (mais déjà le patient résiste à toute nouveauté susceptible de modifier son existence), de plus en plus manifeste ensuite, lorsque, parvenu au stade avancé, le patient se trouve réduit à une grande pauvreté de comportement : son existence semble ne plus tenir qu'à une seule chose, *durer*. Durer, au fil des jours, des mois, des années, sans mémoire du temps, sans anticipation d'un quelconque futur, sans la surprise d'un événement à vivre. Rien ne se passe. Pénétrez à 11 heures du matin dans l'espace commun d'une Unité : ils sont tous là assis, silencieux, immobiles, fatigués par les soins du lever et de la toilette. Dire qu'ils sont en attente serait encore trop dire. C'est une durée morte, inexpressive, où le repas de midi fera l'événement du jour ; où il faut les animations de l'après-midi pour susciter un début d'activité, mais une activité qui cesse dès que l'animation cesse ; où les visites provoquent un éveil, peut-être un instant d'émotion, mais sans laisser de traces quand la porte s'est refermée.

Une durée morte, dis-je. L'existence humaine est faite d'intentions, d'actions et de passions qui forment l'histoire propre de la personne. Or le patient alzheimer, lorsqu'il est parvenu au stade avancé de la maladie – et ce stade en dit la vérité dernière – paraît n'avoir plus d'histoire propre sinon l'histoire de la maladie, faute d'intention, faute de décision, faute d'exécution. Il n'est plus guère capable non plus de passion ou d'émotion, sa sensibilité semble émoussée et l'expérience qu'il a de son propre corps semble devenir également confuse. Est-il heureux ? Est-il malheureux ? Il n'a plus de comportement, il n'y a plus rien sauf une vie qui dure, avec pour seule ambition d'être et de permaner. Permanence ambiguë : celle d'une vie individuelle qui s'est substantifiée mais aussi celle, inexorable, de la maladie. Présence paradoxale de l'absence. On objectera que ces mêmes patients ont des temps de présence expressive et qu'on ne peut pas alors ne pas les traiter comme des personnes à part entière. Il est vrai ; mais au fil des jours, des mois, des années, l'absence gagne sur la présence. On objectera que cette patiente-ci déambule, que ce patient-là, victime d'hallucinations, s'en va ramasser au sol avec sa main des objets imaginaires ou que ce dernier ne cesse de répéter : « Je suis foutu, je n'ai plus rien, je ne suis plus rien ». Ce qui est bien la preuve d'une activité mentale. Mais celle qui déambule déambule, l'homme victime d'hallucination est dans une agitation permanente que seule la fatigue interrompt, et l'acte de lucidité du dernier se change en une litanie récurrente qui dit plus sa maladie que la conscience qu'il en aurait. La répétition est, elle aussi, une manière de durer. On objectera en dernier recours que ces patients, même quand ils restent silencieux et impassibles, ont un monde intérieur où se produisent certains événements personnels : souvenirs, regrets, attentes, souffrance – mais la mémoire est affectée ; ou qu'ils donnent encore des preuves de lucidité, de révolte, de résignation – mais l'usure intime de la personne est de plus en plus prononcée. Assurément on se doit d'espérer qu'il en aille ainsi, mais il faudrait que, dans ces temps d'absence qui les absorbent, ils soient encore présents à eux-mêmes en n'étant plus présents au monde. On sait qu'il faut être présent à soi pour être présent au monde, et faire l'expérience des choses ; mais l'inverse semble également requis ; car celui qui n'est plus présent au monde, n'ayant plus d'ancrage dans le monde que par la maladie, peut-il encore exprimer quelque attente ou quelque espérance ?

La première ambition, et parfois la seule ambition du soin, est d'obtenir du patient un geste, un comportement, une conduite qui fasse événement ; un début d'action où par un contact enfin restauré la conscience rentre de nouveau dans l'échange du monde. On fait rouler une balle de mousse sur la table et l'on invite chacun à la renvoyer vers un autre : certains la renvoient, d'autres la gardent entre les mains et les derniers la laissent filer. Que demande-t-on aux résidents dans un atelier de musicothérapie ? Non pas qu'ils s'essaient à jouer d'un instrument, mais, très élémentairement, qu'ils frappent de leur main la peau tendue du tambourin. Un geste intentionnel qui n'est rien de plus qu'une manière simple de se rendre présent par un contact produisant un son. Plusieurs se contentent d'être là, on peut guider leur main, ils ne frapperont pas le tambourin. Ce n'est pas un refus, un tel refus serait encore une action. Ce patient-ci paraît effrayé par le son rendu, sa main ne bougera pas, mais du moins a-t-on pu observer en lui l'amorce d'une passion. Cette autre patiente qui ne cesse de lisser ce qu'elle a sous la main ne frappera pas, quoiqu'on l'y invite, la touche du xylophone : elle fera glisser la boule de la baguette sur les touches. En vérité, toucher, cela ne demande presque rien, sinon de se laisser toucher, d'assentir au monde ou de le refuser. Mais ce presque rien est déjà trop. Peut-être, en vérité, le lien est-il, en ces moments, réellement rompu. Absence.

Ce traitement de la durée est d'une manière générale un soin fondamental. Et ce soin est de l'ordre de la sollicitation. Qu'on songe à cette pratique bien fondée des aides-soignants de toujours dire au patient ce qu'ils vont faire (pratique indispensable dans les soins du corps). Ce n'est pas tant pour prévenir une réaction à un soin qui peut paraître invasif, ou un étonnement de la part de la personne qui susciterait sa défiance, que pour l'inciter à se considérer comme l'auteur responsable du soin en cours.

LES TROIS MODES DE LA RELATION DE SOIN

Mais il faut considérer un troisième aspect temporel dans le soin alzheimer. Cette durée où l'instant a cessé d'être la poussée du passé vers l'avenir ainsi que le progrès de l'avenir sur le passé – cette durée, si lente au jour le jour, de plus en plus substantielle année après année, est néanmoins ce au fil de quoi se fait le déclin du patient, passant par les stades successifs de sa dégénérescence. Si le patient n'a plus d'histoire, sa maladie a en lui une histoire, une histoire remarquablement prégnante. Son progrès est souvent insensible, on ne prend conscience des seuils franchis qu'après coup. Et cependant, même si le sens général de cette progression ne fait pas mystère, à savoir le déclin du patient, il y a bien un effet du temps : le stade avancé appelle une lecture différente de la lecture du stade précoce. D'où une plurivocité qui conduit à traiter cette histoire sous trois modes distincts, en analysant chaque fois la qualité du destinataire, celle de l'agent et celle de leur relation.

Le premier stade est le plus connu et le plus décrit, et aussi le plus présent à l'esprit du public. Les premiers troubles apparaissent, suscitant chez les proches étonnement, irritation et inquiétude. On sait que la vie de famille se nourrit principalement de deux choses : d'abord, de la familiarité qui règne entre ses membres (on a appris à connaître l'autre, on sait ses pensées, on entre dans ses sentiments, on anticipe ses actions, etc.) ; ensuite, de la confiance qu'ils se montrent mutuellement : on tire de la force de vie qui est en l'autre la force qu'on a soi-même de vivre, on se repose sur son affection et on se sait responsable avec lui ou avec elle. Or voici que les troubles qui apparaissent viennent affecter cette entente première et que l'autre apparaît soudain étrange, sinon étranger : à des degrés divers il cesse d'être familier ; mais comme l'on se fie encore à lui, on répare les accrocs qu'il fait à la relation. Par affection et parfois par devoir, on compense ses faiblesses, on interprète ses attitudes, on canalise ou l'on rectifie ses conduites, mais sans remettre en question cette égalité et cette réciprocité principielles qui sont la marque de toute communauté véritable. Et, bien que le doute s'insinue, on s'efforce de conserver à l'autre ses qualités, ses aptitudes ; on présume qu'il garde ses compétences alors même qu'elles sont mises en défaut ; on lui conserve sa capacité à diriger sa vie de manière autonome, quoique l'on répare ses défaillances. La nature du soin à apporter au patient se comprend de là. C'est le temps où le mot *accompagnement* peut avoir un sens. Mais ce parti-pris de l'autonomie alimente en même temps une forme d'aveuglement : parti-pris puisqu'on s'efforce de rester avec l'autre dans un rapport simple d'égalité de pensée et d'action et qu'on le tient encore pour responsable ; forme d'aveuglement puisqu'on ignore ou qu'on feint d'ignorer ce fait majeur que l'autre éprouve le besoin de plus en plus pressant de se rapporter constamment à une personne de référence et de s'y attacher de la manière la plus étroite, au prix de sa propre autonomie. Ayant de plus en plus de mal à se situer dans le lieu où il est et dans l'instant qu'il vit, perdant l'ici et le maintenant, égaré et désorienté, il a un besoin impérieux d'un point fixe. D'où cette première forme de tension pour le proche entre le souci qu'il a de conserver à son parent son autonomie et la dépendance sécuritaire dans laquelle ce dernier s'installe.

À ce premier stade, le soin – appelons-le *le soin d'accompagnement* – se trouve ainsi partagé entre deux choses : d'une part ce qui, à proprement parler, est plutôt une sorte de tempérament de la relation, une sorte de complaisance de rapport qui n'est pas radicalement différente de cette complaisance ordinaire que l'on a pour l'autre dans la vie commune ; d'autre part, ce qui ressortit à un soin au sens propre, puisqu'il faut s'ajuster constamment au besoin de l'autre, un besoin de plus en plus vital et s'exprimant de plus en plus clairement dans une dépendance croissante. Et pourtant l'on continue de prendre le moins par le plus, la défaillance par la compétence, le trouble par la norme, la maladie qui gagne par la personne consciente et responsable. C'est le temps où le soin reste principalement de nature affective et morale.

Vient tôt ou tard le moment du diagnostic qui médicalise l'état du patient – sorte de transition entre le premier stade et le second. En lui-même, le diagnostic n'est cause pour le patient qui, s'il n'est pas engagé dans le déni, sait déjà son état, que de se voir déclaré officiellement porteur de la maladie, déclaration qu'il peut vivre comme une sanction sinon comme une condamnation. Mais si le diagnostic est tardif, le patient tend à oublier au fil des jours cette information que, faute de mémoire immédiate, il n'enregistre pas durablement. C'est peut-être alors sur son entourage que le diagnostic a le plus grand effet, non pas parce que l'information créerait la surprise, mais parce qu'elle induit un changement de vie : à l'aide qu'on apporte à l'autre se mêle désormais une part de contrôle qui s'exprime en règles implicites, sinon en interdits (on lui interdit de fait de conduire sa voiture). Mais on tarde à comprendre que ce contrôle devient l'essentiel de l'aide. La dépendance du patient qui n'était que l'expression d'un besoin subjectif (son besoin d'un référent) devient objective. Comprendre cela, c'est passer au second stade.

Tout être vivant a rapport à lui-même. Rapport fondamental sans lequel il ne saurait préserver sa vie. Chez l'homme, ce rapport à soi peut prendre les formes supérieures de la conscience, de la réflexion, de la raison. Appelons ce rapport à soi l'amour de soi (au vieux sens de l'expression). Il faut s'aimer soi-même pour chercher sa subsistance, il faut avoir de l'intérêt pour soi-même pour subvenir à sa vie. Or cet amour de soi se traduit par une veille constante que chacun exerce sur sa propre vie de manière à en assurer la sécurité. Une veille bien réelle quoiqu'elle soit le plus souvent inconsciente, étant plus inscrite dans le corps que dans l'âme, mieux entretenue par l'habitude que par la réflexion. Considérez l'épisode suivant. Mon épouse fait une vinaigrette : sel, poivre, moutarde, vinaigre et...paic citron. On peut comprendre cette confusion : même couleur, présence éventuelle du citron dans le mélange. Toutefois, si distrait que l'on soit, jamais on ne commettra un pareil acte manqué qui prouve que l'on n'a pas veillé à son propre bien. D'où la nécessité de veiller sur le patient à sa place. D'où une défiance à son égard qui va se généralisant. D'où l'institution d'un lien de dépendance créé en son nom mais à son détriment.

La fonction du soin se modifie. Auparavant on veillait au confort de sa vie, Il faut désormais veiller sur sa vie même en en prenant le gouvernement. D'où en milieu fermé (en établissement) toute une organisation à caractère préventif ; d'où en milieu ouvert (« à la maison ») un accompagnement constant (au sens littéral du mot) : ne jamais laisser seul son parent. D'autant que la maladie envahit tout son être, qu'il devient, si l'on peut dire, alzheimer de part en part. Mais pour veiller pleinement sur la vie de l'autre, il faudrait pouvoir le gouverner dans son principe, il faudrait avoir un amour de lui capable de suppléer à cet amour de soi qui lui fait défaut. Comme on ne saurait s'arroger le droit d'anticiper jusqu'à son intimité, ni le pouvoir de disposer de sa spontanéité tout en faisant qu'elle reste sienne ; comme, en un mot, on ne saurait gouverner en les prévenant ses pensées, ses sentiments et ses actions, on généralise le soin de contrôle par lequel on se donne le droit d'administrer l'espace et le temps où il se meut. Comme on dit, on l'*entoure* pour mieux le protéger. Rien n'interdit de lui ménager des espaces d'autonomie et de solliciter ses compétences, mais ce sera toujours au sein d'un champ d'activité dont on a défini soi-même la fin, les limites et les moyens.

Ce soin *existentiel*, même rendu discret et si complaisant qu'il soit, se heurte souvent à une résistance du patient. Nous avons dit que ce dernier exige de la personne qu'il prend pour référent qu'elle soit constamment présente, à portée de vue. On pourrait penser que le soin, lorsqu'il est ainsi rendu existentiel, satisfait à cette demande de proximité, puisque, à moins de déléguer à autrui ou à un organisme le contrôle qu'on exerce, on se place soi-même au principe de l'organisation spatio-temporelle de la vie commune. Mais le patient conserve encore une part de sa lucidité et il ne manque pas de s'opposer, résistant à l'inévitable pression qui s'exerce sur lui. Ses facultés sont moins diminuées que faussées. Il argumente, mais de travers ; il exprime des volontés, mais à contretemps ; il s'indigne de ne pas contrôler le contrôle qu'on exerce sur lui. Il faut alors aménager la vie quotidienne en activités diverses qui répondent, au moins en partie, aux mouvements de la maladie.

La charge du soin, lorsqu'il touche à l'exister même de l'autre, est écrasante, moins par la lourdeur et la diversité des tâches à accomplir que par la singularité de la relation qu'on entretient avec le patient. En effet, le soin, c'est se tenir au plus proche de l'autre, tant la vie commune se resserre ; mais c'est aussi se porter au plus loin, tant la défiance s'installe et tant la prévention mène à une conduite d'autorité. Il est souvent recommandé aux « accompagnants » de prendre soin d'eux-mêmes pour pouvoir continuer de prendre soin de l'autre. Et se multiplient dans les institutions ou les organismes spécialisés les séances « d'aide aux aidants ». Mais la difficulté est constitutive : l'on est à la fois parent et soignant, parent trop proche et soignant trop distant. On maintient la relation, mais on la rend par nécessité si intime et si envahissante qu'on la détruit.

La conséquence est inévitable. D'une manière ou d'une autre, qu'on aille jusqu'au sacrifice de soi (et de sa propre santé), qu'on devienne violent envers l'autre ou qu'on prenne la décision de le *placer* en établissement, on met soi-même un terme à cette relation que la maladie a rendue impossible en devenant la substance de son existence. Toute maladie appelle certes le soin, mais le soin sait ordinairement distinguer le patient de sa maladie, de sorte que, dans un souci éthique, il est de règle de subordonner le rapport inévitablement objectivant du traitement à la relation intersubjective ou interpersonnelle qu'on s'efforce de perpétuer. Mais si la maladie a à ce point envahi le sujet, si elle en est devenue si totalement le mode d'être ordinaire qu'on peine à l'en distinguer encore, comment en pareille extrémité penser l'acte de soin ? Si *lui* ou *elle*, c'est alzheimer, comment faire en sorte que néanmoins, par le soin, alzheimer ce soit encore *lui* ou *elle*, présent(e) jusque dans l'absence ?

DE L'IDENTIFICATION À LA RECONNAISSANCE

Dans le soin d'accompagnement, la relation est encore relation à une personne que l'on connaît et que l'on identifie sans peine, si on en est proche. Les troubles qu'on observe dans ses comportements et sa personnalité perturbent cette relation ; « on ne la reconnaît plus », comme on dit. Mais la connaissance précédant ici la reconnaissance, cette dernière se réduit à un processus d'identification : retrouver l'identité de la personne telle qu'on la connaît sous ces troubles qui la rendent méconnaissable. Quelque difficulté que l'on rencontre, c'est toujours déjà *lui* ou *elle*. Et il paraît alors très naturel d'attacher à la relation conservée les valeurs morales de la personne humaine.

Touchant le soin existentiel, la chose est plus délicate. Dans la relation qu'on s'efforce de toujours conserver, l'identité de l'autre n'est plus remplie par la somme de ses prédicats (tout ce qui fait sa personnalité et son histoire), parce que ces prédicats hétérogènes que sont les troubles causés par la maladie finissent par rendre son être improbable. Et, faute de pouvoir actuellement l'appréhender dans sa personne composée et concrète, on en est réduit à attacher son identité à son simple être-là et à la définir à partir du seul principe de sa vie. Vainement. D'où ce paradoxe que la relation de soin ne peut faire affleurer, pour la préserver, l'identité concrète du *sujet* qu'en en faisant *l'objet* d'un contrôle, qu'en maîtrisant l'espace et le temps où s'inscrivent ses pensées, ses attitudes et ses conduites.

Le soin ontologique survient quand le degré de dépendance du patient est devenu tel que la relation qu'on a avec lui est fondamentalement affectée par cette dépendance pathologique. Comment en effet le traiter encore comme un sujet d'existence dans ses temps d'absence de plus en plus fréquents, de plus en plus prégnants ? Par-delà les multiples soins à lui prodiguer au jour le jour, et d'une manière de plus en plus complète et fine, s'impose la prise en charge de cette dépendance vitale où il y va de son identité même. En termes théoriques, la question est celle-ci : dans l'absence, y a-t-il encore un *qui*, sujet et personne, auquel l'on a affaire ? En termes pratiques, la question prend cette autre forme : dans l'absence, comment rendre présent le patient, comment le faire exister pour le tenir encore comme un sujet et comme une personne ? Sachant qu'il faut être deux pour nouer une relation, le soin n'apparaît plus comme la modalité particulière d'une relation préexistante, intersubjective ou interpersonnelle, mais comme la relation même, comme ce par quoi se forme la relation elle-même et s'instaure l'acte d'exister de l'autre. Soit cette forme la plus inhumaine de l'absence que je connaisse : la patiente est en position semi-couchée dans son fauteuil roulant, elle est strictement immobile et a les yeux fermés. Elle les ouvre soudain, elle ne dormait pas, son regard est limpide et ce regard s'attache à moi de la manière la plus exacte, la plus insistante, la plus durable. C'est un regard insoutenable, insoutenable parce que s'arrêtant sur mon apparence il semble ne pas percevoir l'horizon d'où elle se détache. Or l'horizon, c'est le champ des possibles vers lesquels le regard peut se déplacer pour y trouver son avenir ; l'horizon, c'est le tout du monde où potentiellement prend place tout objet quel qu'il soit. C'est aussi ce qui rend actuelle la diversité des perspectives, chacune avec ses plans rapprochés et ses plans plus lointains. Or ce qui est à l'origine de la perspective, c'est le sujet qui, comme le disait Leibniz, est dans le monde un certain point de vue sur le monde, un point de vue unique et singulier. La conclusion s'impose : ce regard qui s'est arrêté sur l'objet seul n'a pas de sujet, c'est un regard mort où toute possibilité de relation ou d'échange se trouve niée ; par ce regard, la patiente ne me fait pas savoir qu'elle est ailleurs, mais paradoxalement, dans ce regard, elle s'anéantit. Et cependant c'est l'heure du repas, l'acte de soin immédiat est de la faire manger pour l'aider à survivre. Il n'est donc pas question de s'enfuir. Mais comment prodiguer ce soin, comment obtenir de la patiente qu'elle ouvre la bouche, sans commencer par détruire ce regard inhumain, et cela afin de rétablir un début de relation, et cela afin de redonner à l'autre ce minimum de présence sans lequel on ne saurait se rapporter à elle ?

Pour esquiver cette sorte de question, théorique et pratique, il est commun de dire que, quoi qu'il en soit du mode d'être du patient, présence ou absence, l'on a toujours devant soi un être, un individu qui subsiste, c'est-à-dire une réalité substantielle qui ne varie pas et reste donc la même qu'elle-même, incarnée qu'elle est dans un corps qui continue de vivre. Ce dernier point est incontestable. Mais cet être un et unique qu'est l'individu vivant ne fait pas encore un sujet ou une personne. Dans notre exemple, la présence corporelle de la patiente est extraordinairement substantielle. La lumière de son regard est dure comme la pierre. Mais ce regard ne dit qu'une chose : le caractère opaque et résistant de la maladie. Un sujet existe par sa conscience ; mais la conscience n'a rien de substantiel ; une personne existe par sa prise de responsabilité ; mais la personne n'a rien d'une réalité qui subsisterait en soi. Et cependant, il faut donner au patient son repas et pour cela il faut renouer la relation et refaire de lui un sujet et une personne. Il faut le reconnaître, mais *ab nihilo*, à partir de cette absence que l'on a devant soi. *Ab nihilo* : cet acte de reconnaissance est un acte inaugural qui, partant de rien, ne repose sur aucune connaissance antérieure et dont on ne fera pas un acte d'identification ; c'est un acte qui a à recréer une identité principielle, à recréer ce *lui* ou ce *elle* auquel attacher ensuite une personnalité et une histoire. Car, pour pouvoir dire : « il (elle) est très malade », il faut que j'arrache d'abord ce *il* (*elle*) au néant dans lequel la maladie l'a plongé(e).

Ambition démesurée, dira-t-on. C'est pourquoi d'aucuns pensent s'en dispenser en faisant surgir la relation d'une obscure empathie qui, envers et contre tout, ferait que l'autre, même absent, serait encore présent. Le soin relèverait alors du *pathos*, de la charge affective. Mais un tel lien émotionnel, même si l'on admet que la relation puisse se charger d'affectivité, ne suffit pas à fonder l'opération même du soin qui s'actualise dans la distinction du soignant et du soigné, en vue du bien que celui-là doit apporter à celui-ci. L'effusion par sympathie n'a jamais été un soin. La même objection vaut contre une réponse morale qui, prescrivant de considérer toujours et partout l'autre comme un sujet et une personne, ferait abstraction de la substance de la maladie, qui est pourtant la seule chose qui soit donnée et qu'il faut surmonter dans la reconnaissance. L'objection reste également forte contre une certaine conception des soins palliatifs qui n'auraient pour ambition que d'apporter un bien second, de confort physique ou de consolation morale, et non ce bien de nécessité, ce bien *d'être* qui fait d'un individu plus qu'un vivant qui dure, qui fait de lui un sujet qui pense et une personne capable de vouloir. Insistons. La reconnaissance n'est pas ce *devoir* qui impose de *se représenter* l'autre comme un sujet et comme une personne, et d'agir en conséquence. Un tel devoir (auquel on ne saurait se dérober) ne concerne directement que le travail de la représentation de l'autre par soi. La reconnaissance est un soin parce qu'elle est *une opération* sur l'autre ; c'est même l'opération fondamentale : *faire être* l'individu comme un sujet et comme une personne, l'arracher à l'absence pour le rendre présent. C'est-à-dire, pour parler généralement comme Pline l'Ancien, lui donner son humanité (*dare humanitatem homini*).

La patiente qui est devant moi et dont je ne soutiens pas le regard tant il est inhumain, est un être humain. Mais la maladie d'Alzheimer est une pathologie qui rend l'être humain inhumain. Rarement complètement, il est vrai, et, j'en conviens, le soin doit faire avec cette ambivalence de la présence en absence qui est une présence en absence. Que j'attache à la nature humaine de la patiente des droits fondamentaux ne me dit pas comment surmonter l'inhumanité de son regard, comment l'arracher à l'absence où elle s'est anéantie. Et pour réussir à la nourrir, il me faut commencer par là, par cet acte de reconnaissance qui, effaçant son regard inhumain, lui donnera son humanité.

La reconnaissance est ainsi le soin premier, mais comme tout soin elle est une opération. Comment faire ? Les moyens dont je dispose sont extrêmement modestes, ce sont précisément ces soins, ces attentions quotidiennes dont on entoure les patients ; leur parler, leur caresser le visage, peut-être même approcher la cuiller de la bouche pour que, par une réaction réflexe, la bouche s'ouvre enfin. Des paroles et des gestes de rien : mais tels qu'ils satisfassent à la condition de toute reconnaissance, je veux dire la *réciprocité*. La reconnaissance ne peut réussir et s'achever que dans la co-reconnaissance, puisqu'elle est une relation et que cette relation ne saurait rester unilatérale. On ne peut donner à l'autre son humanité que si un nœud d'humanité se crée. Aussi faut-il rendre le soin pressant, le rendre exigeant même, exiger de l'autre qu'il fasse lui-même en retour un acte d'humanité. Aussi me faut-il soutenir ce regard inhumain et obtenir enfin de la patiente qu'elle me regarde et que, si elle ouvre la bouche devant la cuiller que j'approche, ce soit par la confiance qu'elle m'accorde… enfin.

JEAN-YVES GOFFI

L'EUTHANASIE EST-ELLE UN ACTE DE SOIN ?[1]

INTRODUCTION

Si la vie était une maladie, alors on pourrait considérer le suicide comme une automédication et l'assistance au suicide ainsi que l'euthanasie comme des actes de soin. Mais qui pourrait sérieusement soutenir la thèse selon laquelle la vie est une maladie ? On prête, bien sûr, à Woody Allen – ou à Ronald David Laing, selon les sources – l'aphorisme selon lequel la vie est une maladie sexuellement transmissible avec un taux de mortalité de cent pour cent. Mais il s'agit d'une boutade, d'une pirouette ou d'un pied de nez qui ne sauraient donner à la réflexion l'occasion de s'exercer. Pourtant, selon Nietzche, Socrate aurait bien pensé, en secret, que la vie était une maladie comme le révèle sa risible et terrible « dernière parole » : « Ô Criton, je dois un coq à Asclépios »[2]. Asclépios, on le sait, est d'abord un dieu guérisseur. Dans son temple d'Épidaure, il envoie aux malades un songe leur indiquant le remède

---

1. Texte inédit.
2. F. Nietzsche, *Le Gai savoir*, IV § 340, Paris, Gallimard, 1967, p. 219.

qui les rendra à la santé. Le sacrifice d'un coq est le geste par lequel on remercie le dieu une fois qu'on s'est remis de la maladie. Nietzche comprend donc Socrate comme s'il avait voulu dire : « La ciguë que m'ont fait prendre les Athéniens est en fait une médecine. Elle est en train de faire effet : sous peu, je serai guéri de la vie ». Une telle interprétation de cette « dernière parole » a, comme il se doit, été contestée (et Nietzsche lui-même la trouve à peine croyable). Dans un contexte français, on renverra au brillant exercice de *gaya scienza* construit presque conjointement par Dumézil et Foucault : la maladie dont viennent de guérir les interlocuteurs du *Phédon*, c'est la séduction des opinions fausses à laquelle ont failli céder les protagonistes du dialogue [1].

Mais, dira-t-on, il s'agit là de divertissements d'intellectuels distanciés, sans connaissance du terrain, sans familiarité réelle avec le vécu, de jeux pour des intelligences brillantes qui n'ont pas éprouvé dans leur chair – l'intellect n'est pas charnel – ce que sont la vulnérabilité et la dépendance. Pour qui prend ses distances avec ces jeux de l'esprit, s'attache au seul raboteux de l'ordinaire et prête attention au particulier, la question : « L'euthanasie est-elle un acte de soin ? » est absurde et même inconvenante. Seuls des philosophes dans leur tour d'ivoire peuvent la prendre au sérieux : les situations où la question de l'euthanasie se pose sont celles où les médecins et les soignants doivent se soucier du malheur

1. G. Dumézil, « ... *Le moyne noir en gris dedans Varenne* » *sotie nostradamique suivie d'un Divertissement sur les dernières paroles de Socrate*, Paris, Gallimard, 1984 ; M. Foucault, *Le Courage de la vérité. Le gouvernement de soi et des autres II.* Cours au Collège de France. 1984, Paris, EHESS-Gallimard-Seuil, 2009.

d'autrui. Il faut une intelligence sensible pour les débrouiller et ce n'est pas sur des intellectuels intoxiqués par la théorie et avides d'arguties qu'il faut compter pour y voir clair. Toutefois, adopter une telle posture c'est en appeler à une intuition qu'il convient encore d'étayer par des arguments. Nous nous proposons d'examiner ceux qui renvoient à la moralité interne de la médecine.

LA MORALITÉ INTERNE DE LA MÉDECINE

Disons tout de suite qu'il n'est pas question de défendre ici la thèse selon laquelle l'euthanasie serait un acte de soin. Voici pourquoi. La philosophie du soin a connu récemment un essor spectaculaire en France [1]. Mais, sans même chercher à prendre en compte ses acquis et ses arguments, on peut considérer qu'on est ici dans un de ces cas où le sens d'un mot, c'est son usage dans le langage : c'est en ce sens que les invocations plus ou moins rituelles du sol raboteux de l'ordinaire sont justes, même si certains de ceux qui les formulent ne s'en rendent pas toujours compte. On emploie normalement le mot « soin » pour désigner un élément d'un traitement. Puisque le soin s'inscrit dans le cadre du traitement, il a une dimension thérapeutique : il vise la guérison ou simplement le soulagement des manifestations de la maladie (en particulier la douleur, voire la souffrance). Or, euthanasier ce n'est pas soulager la souffrance à défaut de soigner, mais

1. Pour une cartographie de ce nouveau paysage, on peut se référer à l'étude d'I. Remy-Largeau : « Philosophie du soin, *care* et soins infirmiers. Une revue de littérature pour une recherche au carrefour de la philosophie et du soin », *Recherches en soins Infirmiers* 4/107, (2011), p. 49-59.

supprimer le sujet souffrant : le débat entre partisans et adversaires de l'euthanasie ne porte pas sur le point de savoir si l'euthanasie est un soin, approprié ou non. Il se réduit à la question de savoir s'il peut être licite de donner intentionnellement la mort à une personne affligée de souffrances intenses et impossibles à soulager ou plongée dans un coma irréversible, par des procédures aussi peu douloureuses que possible[1]. Cette définition reste neutre quant aux procédures en question : il peut s'agir d'actions aussi bien que d'omission. S'il s'agit d'omissions, rien ne s'oppose à ce que l'on parle alors d'euthanasie passive. Les adversaires de l'euthanasie n'aiment guère cette expression parce qu'elle leur semble englober aussi l'interruption des soins médicaux, qu'ils tolèrent. Mais c'est négliger la structure intentionnelle de l'acte : c'est l'intention de donner la mort et non la nature de l'acte posé qui est le critère déterminant. Une interruption ou même une abstention thérapeutiques peuvent être les instruments d'une euthanasie. Il n'est pas nécessaire qu'une « injection létale » – expression qui pose également problème dans la mesure où elle désigne aux États-Unis une méthode d'exécution des condamnés à mort – ait lieu, comme l'affirment certains.

Si l'euthanasie était, comme c'est sans doute le cas du suicide rationnel, un rapport de soi à soi, la question ne se poserait pas dans les mêmes termes. Mais il se trouve que les législations relatives à l'euthanasie ou à la fin de vie mentionnent toujours une intervention quelconque du corps médical et ce indépendamment de leur plus ou moins

---

1. Il s'agit d'une définition proposée par T.L. Beauchamp et reprise par J.-Y. Goffi dans *Penser l'euthanasie*, Paris, P.U.F., 2004, p. 25 (version courte de la définition) et p. 153-154 (version longue de la définition).

grande permissivité. Il est assez facile de comprendre pourquoi : les euthanasies sont susceptibles d'être provoquées dans un contexte qui est le plus souvent celui de l'hôpital ; même dans un pays comme les Pays-Bas où l'euthanasie a été dépénalisée, ce sont les médecins qui ont affaire à une demande émanant d'un patient ; ce sont eux qui provoquent la mort de manière médicalement appropriée (dans le cas où c'est le patient qui se donne lui-même la mort – il s'agit d'une situation d'assistance au suicide – un médecin doit être présent, pour des raisons de simple prudence). L'euthanasie implique la présence active d'un tiers au moins [1]. Concrètement, cela signifie qu'une approche qui procéderait seulement en termes d'autonomie serait, en quelque façon, inadéquate : si tel était le cas, les médecins seraient seulement les instruments de la volonté de quelqu'un d'autre, ce qu'ils refusent le plus souvent. Un argument souvent invoqué est que la structure même de la relation médicale interdit qu'il en soit ainsi. C'est cet argument qu'on se propose d'examiner ici. On notera immédiatement qu'il s'agit d'un argument d'un autre genre que celui qui a été évoqué jusqu'ici lorsqu'il a été question des pays où l'euthanasie est dépénalisée. Il n'est pas question de déterminer si, dans certains contextes, quelqu'un peut être exonéré de l'obligation de ne pas mettre à mort un innocent ; il s'agit de savoir si la relation médecin-malade, comme telle, interdit l'euthanasie.

---

1. Dans le cas des patients hors d'état d'exprimer leur décision, la législation française (Article R4127-37 du Code de la Santé publique) insiste sur le caractère collégial de la préparation à la décision de suspension ou d'arrêt des traitements, décision qui relève toutefois en dernière instance du médecin traitant.

On a pu formuler cet argument comme suit : « Existe-t-il une moralité interne à la médecine ? »[1]. C'est un point qu'il faut préciser. La question n'est pas de savoir si telle ou telle décision médicale (traiter ou ne pas traiter ce patient ; divulguer ou non telle information à un autre patient ; faire hospitaliser ou non un troisième patient qui a été signalé comme potentiellement dangereux par les services sociaux) peut être évaluée moralement. Elle n'est pas non plus d'établir si c'est à la profession médicale de se donner ses propres normes de la conduite correcte, sa propre déontologie, bien que ce soit plus en rapport avec la question posée, comme on suggérera en conclusion. Il s'agit plutôt de savoir si la médecine, comme pratique, est articulée de façon telle qu'elle comporte une série d'obligations et de restrictions morales fondamentales pesant, par le fait même, sur ceux qui la pratiquent.

D'emblée, une difficulté se rencontre. Poser le problème en ces termes semble être une transgression de la loi de Hume[2] laquelle interdit qu'une norme soit dérivée à partir d'un fait. Se demander s'il existe une moralité interne à la médecine au sens qui vient d'être indiqué c'est, semble-t-il, glisser subrepticement, d'une description de ce que font généralement les médecins à la prescription de ce qu'ils devraient faire (ou ne pas faire). Les choses se passeraient ainsi : de la prémisse selon laquelle il existe un ensemble de pratiques où se rencontrent des interdictions

1. C'est un problème tellement général et tellement massif que l'on aurait pu croire à sa disparition. Mais il a de nouveau émergé, en particulier avec un texte de J. Ladd : « The Internal Morality of Medicine. An Essential Dimension of the Patient-Physician Relationship » in *The Clinical Encounter. The Moral Fabric of the Patient-Physician Relationship*, E. E. Shelp (ed.), Dodrecht, Reidel, 1983, p. 209-232.

2. On ne s'intéressera pas ici à la question de savoir si cette expression est heureuse ou même appropriée.

et des prescriptions respectées (en principe) par les médecins on saute à la conclusion que ces interdictions et ces prescriptions doivent être respectées. Un tel saut est illégitime. Pour le montrer, pensons à la façon dont Platon décrit dans le détail les pratiques des médecins pour les hommes libres et celles des médecins pour les esclaves [1] : il ne s'ensuit pas que les normes auxquelles obéissent les uns et les autres soient respectables. Plus exactement, c'est la division même entre hommes libres et esclaves qui ne saurait être admise : toute élaboration de normes qui la présuppose est disqualifiée d'emblée. On ne saurait donc passer d'une prémisse reposant sur la description d'une pratique à la conclusion selon laquelle il faut respecter généralement les normes qui régissent cette pratique. Mais la notion de moralité interne de la médecine n'implique pas forcément une violation de la loi de Hume. Voici pourquoi.

Dans un numéro spécial du *Journal of Medicine and Philosophy* [2] consacré à la question de la moralité interne de la médecine, R. Veatch et F. Miller, les auteurs des pages d'introduction, insistent sur le fait que cette approche doit beaucoup aux analyses de A. MacIntyre dans *After Virtue* et au concept de pratique qu'il y développe. A. MacIntyre construit le concept de pratique comme « toute forme cohérente et complexe d'activité humaine, coopérative et socialement établie » ; il précise que « des biens internes à cette forme d'activité y sont réalisés du fait qu'on cherche à atteindre des normes d'excellence qui lui sont appropriées et qui servent, en partie, à la définir » [3].

1. *Lois*, IV, 720 a 2-c 4 et IX, 857 c 7-e 1.
2. *Journal of Medicine and Philosophy*, 2001, vol. 26, n° 6, p. 555-557.
3. A. MacIntyre, *After Virtue*, Londres, Duckworth, 1985, p. 187.

Quelques exemples lui permettent de préciser sa pensée : la maçonnerie n'est pas une pratique, l'architecture en est une ; planter des navets n'est pas une pratique, l'agriculture en est une ; jouer au morpion n'est pas une pratique, jouer aux échecs en est une. Il semble que les deux premiers exemples soulignent le fait qu'une certaine complexité et une certaine cohérence soient nécessaires pour que l'on puisse parler d'activité. Une tâche répétitive qui pourrait, à la limite, être effectuée par une machine, n'est pas une pratique : il n'y a pratique que là où une coordination et une hiérarchie des tâches existe, c'est-à-dire là où on ne peut se passer d'une vue d'ensemble et d'une orientation [1]. Le statut du troisième exemple est un peu différent. D'abord, bien que A. MacIntyre emploie le terme « Tic-tac-toe » (traduit par « morpion »), il est difficile de ne pas y voir une allusion perfide au jeu du « push-pin » dont parle J. Bentham et dont le père fondateur de l'utilitarisme nous dit que sa valeur, si on laisse de côté tout préjugé et qu'on se rapporte simplement au plaisir qu'il procure, est égale à celle des arts et sciences que sont la musique et la poésie [2]. On ne cherchera pas à préciser la fortune ni même le sens exact de la formule de J. Bentham : on retiendra simplement que, pour A. MacIntyre, il semble bien qu'une activité futile et sans grand intérêt ne puisse prétendre au nom de pratique.

C'est un point essentiel qui va permettre de distinguer deux sortes de biens, souvent mal distingués par ceux qui raisonnent en termes de moralité interne de la médecine. D'une part, la simple mise en œuvre d'une pratique

---

1. Tout ceci est, bien entendu, très aristotélicien.
2. J. Bentham, *The Rationale of Reward*, Londres, Robert Heward, 1830, p. 206.

implique, conceptuellement parlant, la réalisation de certains biens internes à cette pratique. Par exemple, qui veut exceller aux échecs doit développer certaines capacités combinatoires et compétences spatiales, mais aussi exercer son attention, sa concentration, son esprit de décision, maîtriser son agressivité, etc. D'autre part, toutes les pratiques pour autant qu'elles sont des activités coopératives orientées vers un but, visent explicitement la réalisation de certains fins qui, le plus souvent sont des biens. Enfin, un praticien peut encore viser, outre les biens qui sont intrinsèques à sa pratique, des biens qui lui sont extrinsèques. Ainsi, l'affrontement lors du championnat du monde de 1978 entre les champions d'échecs russes A.I. Karpov et V.L. Kortchnoï visait certainement d'autres biens que l'excellence dans le noble jeu[1]. Il semble donc que la notion de pratique ne soit compréhensible que si l'on considère qu'une pratique vise des biens importants dont la recherche et la réalisation constituent une part significative de la vie bonne. Par conséquent, avec les pratiques en général, et avec la médecine en particulier, on ne passe pas d'une situation axiologiquement et normativement neutre, que l'on pourrait décrire en termes purement factuels, à une situation chargée en valeurs et en normes : on est d'emblée dans une situation que l'on ne peut pas décrire adéquatement sans mentionner la présence de biens internes ou de buts articulés autour de biens qui servent à définir la pratique. Ainsi, la « loi de Hume » n'est pas violée.

---

1. A.I. Karpov avait été un membre convaincu du Komsomol, était membre de la Commission des Affaires Étrangères du Soviet Suprême et bénéficiait du soutien du régime ; V.L. Kortchnoï était un dissident qui vivait en exil.

Pour en revenir maintenant à la médecine, on distinguera donc :

– des biens externes (argent, pouvoir, réputation, etc.) ;

– des biens internes (capacités d'analyse, sûreté dans le diagnostic, empathie avec le patient, etc.) ;

– des biens finaux qui donnent un sens à cette pratique et servent, en partie aussi, à la définir [1].

Qui adopte une telle approche ne se demande pas seulement s'il existe des bien internes développés par la médecine comme pratique, biens analogues, par exemple à la concentration aux échecs ou à l'impassibilité au poker ; il se demande plutôt s'il y a des fins propres à la médecine, à savoir des biens visés par elle et tels que, si on veut les atteindre, il faille mettre en œuvre et exercer des dispositions jusqu'à l'excellence. Ces dispositions une fois développées sont elles-mêmes des biens. Leur actualisation comporte le respect de certaines normes. L'ensemble de ces biens et de ces normes constitue la moralité interne de la médecine [2].

On laissera de côté le *pedigree* des pratiques telles que se les représente A. MacIntyre : sans doute la notion wittgenstennienne de « forme de vie » n'y est pas étrangère ! On s'intéressera plutôt au point suivant : puisque c'est probablement le fait que la médecine est orientée vers un but spécifique qui la distingue en tant que pratique, quelle va être la forme canonique prise par l'argumentation de

---

1. Une telle façon de présenter les choses n'est, bien entendu, pas nouvelle : la réponse de Socrate à Thrasymaque au livre I de *La République*, 341 c- 342 e, présuppose une telle distinction ; Socrate l'applique d'ailleurs à l'art médical. Les bien internes ne sont pas moraux en tant que tels : ils le deviennent si les fins visées sont elles-mêmes des biens.

2. J. Varelius « Voluntary Euthanasia, Physician-Assisted Suicide, and the Goals of Medicine », *Journal of Medicine and Philosophy*, 2006, vol. 31, n° 2, p. 253.

ceux qui pensent qu'il existe une moralité interne de la médecine ? Contrairement aux échecs dont on dit souvent qu'ils sont à eux-mêmes leur propre fin, on a ici un candidat évident : la santé.

MORALITÉ INTERNE DE LA MÉDECINE ET EUTHANASIE

On se propose donc de montrer comment certains auteurs qui considèrent qu'il existe une moralité interne de la médecine, considèrent également que cette moralité, parce qu'elle est orientée par le concept (ou la notion) de santé, interdit aux médecins de pratiquer l'euthanasie, même sur un patient qui la leur demande volontairement et lucidement. Idéalement, leur démarche est la suivante : ils définissent ce qu'est la santé ; ils en déduisent ce qu'est une activité médicale ; ils montrent que ce qui excède une telle activité va, de façon coupable, au-delà des buts légitimes de la médecine (bien entendu, l'euthanasie se range dans cette catégorie).

Selon une telle approche, le statut du soin se définit aisément : on soigne pour faire recouvrer la santé ou pour restaurer des fonctions que la maladie a compromises. En euthanasiant, on donne la mort, pour des motifs éventuellement honorables, mais là n'est pas la question ; le point est que ce qui est visé dans une euthanasie n'est pas la restauration de fonctions ni le rétablissement du malade, objectifs dont la réalisation suppose qu'il reste vivant, mais bien son décès. Que ce soit la compassion qui inspire l'acte euthanasique ne change rien à l'affaire. Son résultat brut est que quelqu'un était vivant et ne l'est plus maintenant. Il semble donc que poser une telle question ce soit commettre une erreur de catégorie. Si l'on tient absolument à comparer l'euthanasie à quelque chose, c'est plutôt à une exécution qu'à un soin.

Il existe un texte bien connu de l'Américain L. Kass qui est parfaitement représentatif de cette démarche : « The End of Medicine and the Pursuit of Health »[1]. Le principe (assez simple) de l'argumentation est le suivant : "La santé ... est la fin de l'art du médecin"[2]. Il existe, évidemment d'autres buts que l'on peut tenir pour bons et raisonnables – et qui le sont d'ailleurs dans une certaine mesure – et que les médecins peuvent aider à atteindre – dans une certaine mesure également ; ces buts sont le plaisir, le bonheur, la paix civile, la vertu, la sagesse et la vérité[3]. Simplement ce ne sont pas des buts *pour* l'art médical ; si des médecins en tant que médecins cherchent à les réaliser à l'exclusion de ce but qu'est la santé, c'est une perversion de l'art médical. C'est d'ailleurs une perversion pour la société en général, dans la mesure où cette médicalisation des choix humains tend à dévaloriser la liberté et la dignité. Soit, par exemple, la chirurgie esthétique ; si elle ne vise pas la correction de certaines malformations ou défigurations congénitales ou acquises, elle outrepasse la finalité propre d'un acte authentiquement chirurgical et n'est rien d'autre que l'expression de l'adhésion aveugle à des canons esthétiques discutables. Les chirurgiens sont coupables de se soumettre à ce genre de désir de leurs « patients » (ou plutôt de leurs clients). On se doute bien que si la chirurgie esthétique est soumise à des critères aussi draconiens, à plus forte raison l'euthanasie, même volontaire. Et de fait,

1. Il a d'abord été publié sous le titre « Regarding the End of Medicine and the Pursuit of Health » dans la revue *The Public Interest* 1975, n° 40, p. 11-42. Nous le citons d'après le recueil d'articles de L. Kass *Towards a More Natural Science. Biology and Human Affairs*, New York, The Free Press, 1985 où il figure aux p. 157-186.

2. « The End of Medicine and the Pursuit of Health », *op. cit.*, p. 159.

3. En général, L. Kass ne fait pas dans la nuance.

un texte de 1989 la condamne sans appel[1]. Plus exactement,
L. Kass condamne sans appel le fait que des *médecins*
puissent mettre à mort, directement et intentionnellement,
leur patient pour des motifs compassionnels (il emploie le
terme euthanasie pour désigner la mise à mort directe et
intentionnelle de quelqu'un par n'importe qui, pour de tels
motifs). Il est vrai aussi qu'il parle de limites extérieures
(« outer limits ») que les médecins ne sauraient franchir
sans cesser d'être des médecins – ce qui est atypique par
rapport à une approche en terme de moralité interne. Mais
il considère bel et bien que la relation médecin-patient est
organisée en fonction d'un but : les médecins en tant que
médecin agissent pour le bénéfice du malade et le bénéfice
dont a besoin le malade en tant que malade, c'est la santé[2].
L. Kass estime que cette conclusion peut être tirée du
Serment d'Hippocrate. Il procède à une lecture très
particulière de celui-ci, comme s'il exprimait de façon
intemporelle l'essence de la médecine[3]. Quoi qu'il en soit,
tout va dépendre alors de la définition de la santé avancée
par L. Kass : selon lui, c'est une notion qui se comprend
par elle-même (ce qui est commode, évidemment)[4]. Même
si elle comporte un élément contextuel et relatif, elle

1. « Neither for Love nor Money : Why Doctors Must not Kill »,
The Public Interest 94 (1989), p. 25-46.

2. « Neither for Love nor Money : Why Doctors Must not Kill »,
op. cit., p. 39.

3. Pour une lecture contextualisée et une interprétation déflationniste
du Serment, on se reportera à l'étude et à la traduction déjà anciennes
de L. Edelstein : « The Hippocratic Oath : Text, Translation and
Interpretation » *in* L. Edelstein, *Ancient Medicine*, Londres & Baltimore,
The John Hopkins University Press, 1967, p. 3-63.

4. Ce n'est pas une simple absence de pathologie, contrairement à
ce qu'affirme Ch. Boorse, par exemple : « Health as a Theoretical
Concept », *Philosophy of Science*, 1997, vol. 44, n° 4, p. 542-573.

comporte aussi un noyau objectif et invariable ; c'est l'idée de « l'organisme humain bien régulé, adéquatement équilibré et capable de développer pleinement ses puissances » [1]. La santé est donc une norme et un standard naturels, un état de choses qui se manifeste dans l'activité comme critère de l'excellence ou de l'aptitude du corps. C'est le bon fonctionnement de l'organisme comme un tout, ou l'activité du corps vivant conformément à ses excellences spécifiques, compte étant tenu des spécificités de l'individu. Lorsque l'art médical n'est plus en état de faire recouvrer la santé, il peut encore atténuer les ravages de la maladie (douleur, souffrance, impuissance, déréliction) ; mais la relation médicale ne saurait comporter l'euthanasie parmi ses ressources légitimement mobilisables.

Infiniment plus sophistiqué que L. Kass, au point de vue philosophique, H. Jonas propose cependant une analyse très voisine de celle qui vient d'être exposée et en adopte les mêmes conclusions « hippocratiques ». On pense en particulier à un article initialement publié en 1983 : « Ärztliche Kunst und menschliche Verantwortung » [2]. Hans Jonas considère que la médecine est une science et que l'art médical, celui que pratique la profession médicale, un art fondé sur elle. Normalement, la science a un but immanent : la vérité, tandis que l'art a un but en dehors de lui, qui appartient au monde des objets artificiels. L'art médical est dans une situation particulière cependant, qui

1. « The well-regulated, properly balanced, and fully empowered human body », « Neither for Love nor Money : Why Doctors Must not Kill », *op. cit.*, p. 39.
2. Il figure dans H. Jonas, *Technik, Medizin und Ethik. Zur Praxis des Prinzip Verantwortung*, Frankfurt a. M., Surhkamp Taschenbuch, 1987, p. 146-161. É. Pommier en a donné une traduction dans *L'art médical et la responsabilité humaine*, Paris, Cerf, 2012, sous le titre « L'art médical et la responsabilité humaine », p. 47-61.

vient bouleverser cette situation que l'on peut qualifier d'aristotélicienne : son objet, la guérison, n'est pas la fabrication d'une chose mais le rétablissement d'un état. En outre, cet état est naturel, pas artificiel. La matière du médecin, en effet, est l'organisme humain qui a en lui une finalité propre. C'est la santé, définie par la nature elle-même. H. Jonas se fait ici son porte-voix en écrivant que la santé est l'« intégrité de toutes les fonctions organiques »[1]. Mais le couple Santé/Maladie s'inscrit dans une polarité plus large où s'opposent Bonheur et Malheur. Le plus souvent, la maladie est un malheur et la santé est un bonheur. Ce n'est pas toujours le cas cependant : parfois, les conséquences de l'intégrité des fonctions organiques sont un malheur (une grossesse non désirée, par exemple). Souvent aussi il est possible à la médecine de servir d'autres exigences de bonheur que la santé ; c'est ce qui se passe lorsque l'on a recours à la chirurgie esthétique pour estomper des caractéristiques raciales jugées inappropriées. Mais la nature même de la relation médicale doit garantir ceci : « Le patient doit être absolument sûr que son médecin traitant ne deviendra pas son bourreau ..... Le droit du patient à cette certitude est absolu, tout comme le droit à son propre corps avec tous ses organes »[2]. Cette formule concerne l'expérimentation médicale et est formulée du point de vue du patient ; elle ne s'adapte donc pas très bien à la question de l'euthanasie. Mais il existe un autre texte où H. Jonas, qui admet par ailleurs un droit de mourir, en un sens assez éloigné, il est vrai de celui que lui donnent

---

1. « Ärztliche Kunst und menschliche Verantwortung », *op. cit.*, p. 151 ; « L'art médical et la responsabilité humaine », *op. cit.*, p. 52.
2. H. Jonas « Réflexion philosophique sur l'expérimentation humaine », *Médecine et expérimentation*, Cahiers de Bioéthique 4, Montréal, Les Presses de l'Université de Laval, 1982, p. 338.

les protagonistes du débat relatif à l'euthanasie, affirme qu'un médecin ne peut se transformer en un pourvoyeur de mort car cela irait contre l'intégrité de la profession médicale [1]. C'est donc la moralité interne de la médecine qui interdit que les médecins accomplissent certains actes ou entreprennent certaines procédures.

Il est donc manifeste que, en dépit de différences importantes, l'approche est la même dans les deux cas : la santé est conçue comme une absence de pathologie, de telle sorte que les fonctions corporelles et mentales typiques de l'espèce se réalisent pleinement. Cet accomplissement peut être perturbé par toutes sortes de causes ou de raisons qu'il appartient à l'art médical de détecter à partir de la plainte du patient (ou de ses proches) ; bien entendu, il faut interpréter cette plainte et passer du symptôme, qui exprime un mal-être, au signe qui indique un désordre. Mais cet ensemble d'opérations est finalisé : il est orienté vers le rétablissement des fonctions perturbées, ce que permet le soin qui a pour but de réduire ou d'annuler l'écart entre l'état normal et l'état pathologique. Le même acte (installer une perfusion ou pratiquer une injection intraveineuse) cesse d'être un soin s'il n'est pas sous-tendu par l'intention qui vient d'être décrite. Aussi longtemps qu'on peut étendre ce schéma à un domaine de la médecine, on est encore dans le domaine du soin ; pensons, par exemple, à la réhabilitation qui permet « seulement » de réduire les

1. « Techniken des Todesaufschubs und das Recht zu sterben » in *Technik, Medizin und Ethik. Zur Praxis des Prinzip Verantwortung, op. cit.*, p. 255. Ph. Invernel a donné une traduction française de cet article : *Le Droit de mourir*, Paris, Payot, 1996. La citation y figure aux p. 46-47. La version allemande reprend pratiquement à l'identique un texte : « The Right to Die » initialement publié dans le *Hastings Center Report*, 1978, vol. 8, n° 4, p. 31-36.

incapacités d'une personne. Ce n'est jamais le cas avec l'euthanasie.

Il existe encore une approche importante de l'euthanasie en termes de moralité interne de la médecine et c'est celle qu'a proposée E. Pellegrino. Elle est intéressante en ce sens qu'elle ne fait pas reposer aussi lourdement que celles qui précèdent l'analyse sur la notion de santé. Pour dire les choses de façon très massive, la pensée de la médecine d'E. Pellegrino est chrétienne-personnaliste[1]. Sa pensée de l'éthique médicale s'inscrit dans le cadre de l'éthique des vertus, selon la mouture proposée par A. MacIntyre. Elle prend la forme de l'agapisme, un terme qui peut s'interpréter de plusieurs façons. E. Pellegrino n'étant pas seulement chrétien mais, en réalité, catholique, il ne fait pas de la charité le seul impératif moral, comme l'épiscopalien Joseph Fletcher en son temps. Il s'agit plutôt d'une interprétation selon laquelle la charité est la vertu morale ultime dont doivent dériver toutes les autres : la charité est la forme des vertus en général. Bien entendu, de nombreuses médiations sont nécessaires pour donner sens à ces considérations générales par rapport à la question de la morale interne à la médecine.

E. Pellegrino inscrit sa démarche dans une philosophie de la médecine soigneusement articulée ; il distingue la philosophie de la médecine de :

– la réflexion sur la place de la philosophie au sein de la médecine. Une telle réflexion porte sur l'application de thèses ou d'analyses philosophiques spécifiques à des

---

1. Le chapitre 9 d'un recueil d'essais qu'il a cosigné avec D. Thomasma, *The Christian Virtues in Medical Practice*, Georgetown University Press, Washington D.C., 1996, s'intitule : « The Christian Personalist Physician » ; l'expression ne doit pas être comprise comme une référence au personnalisme chrétien d'Emmanuel Mounier.

questions médicales. On peut penser, par exemple, à la logique du diagnostic chez Galien ou à la logique des classifications nosologiques aux XVII e et XVIII e siècles.

– les considérations relatives à la philosophie médicale ; il s'agit de la réflexion sur leur pratique par les médecins eux-mêmes. C'est, par exemple, l'entreprise de R. Leriche dans son ouvrage : *Philosophie de la Chirurgie*.

– l'analyse des rapports entre médecine et philosophie en général : leurs relations réciproques, ce que l'une peut apporter à l'autre, etc.

Mais, selon lui, le propre de la philosophie de la médecine consiste à chercher « à comprendre la nature et le phénomène de la rencontre clinique »[1]. C'est la conséquence d'une thèse plus générale : la médecine comme telle s'institue dans la rencontre clinique. Bien entendu, E. Pellegrino (qui est lui-même médecin) n'est pas naïf. Il sait parfaitement que, derrière les personnes, il y a des rôles et des institutions : les médecins qui proposent d'aider sont mandatés par la société. Il est bien conscient de la dimension sociale de la santé, lorsque les sciences médicales fondamentales sont employées à des fins spécifiques : le soin, la maîtrise de l'humeur, l'amélioration, la prévention des pathologies frappant les individus ou les populations. Mais ce qui fait que la médecine n'est autre chose qu'une science appliquée, c'est justement la rencontre clinique.

On pourrait alors penser que dans la rencontre clinique, l'objectif commun du médecin et de celui qui vient le consulter est le rétablissement de la santé du patient, santé dont la perte ou la détérioration a motivé cette rencontre. C'est vrai en un sens, mais si la relation patient-médecin

1. « What the Philosophy of Medicine *Is* » in *The Philosophy of Medicine Reborn*, Notre Dame (Indiana), University of Notre Dame, 2008, p. 37.

est bien ce qui structure la médecine et sa moralité interne, E. Pellegrino caractérise la situation d'un malade qui se tourne vers un médecin pour bénéficier de son aide comme celle de quelqu'un qui est dans un état d'« humanité blessée »[1]. L'idée est la suivante :

– les effets spécifiques de la maladie entravent le malade dans son entreprise de vivre intégralement une existence humaine.

– l'expérience de la maladie qui est celle du malade impose des obligations spécifiques aux médecins (ce sont ces obligations qui constituent à proprement parler la moralité interne de la médecine).

– ce qui est essentiellement menacé dans la maladie c'est la liberté (d'agir, de choisir, de ne pas être soumis au pouvoir des autres) et l'image de soi.

Ainsi, au sein d'une relation inégalitaire, la moralité interne de la médecine consiste, pour le médecin, à mettre en œuvre ce qui est nécessaire pour faire le bien du malade tout en assurant l'agentivité de ce dernier et ce, en dépit de son état de vulnérabilité. Les soins constituent, bien entendu, un élément dans la panoplie des moyens dont dispose l'homme de l'art qui cherche à obtenir ce but. De son côté, le malade est tenu de se conformer à ce que les fins de la médecine exigent de lui (ne pas dissimuler certaines informations, se conformer aux prescriptions, respecter les valeurs du médecin, etc.).

Par conséquent, E. Pellegrino considère que ni le suicide assisté, ni l'euthanasie, ne sont légitimes pour qui raisonne en termes de moralité interne de la médecine. Ce sont des actes qui sont destructeurs de l'agentivité morale :

---

1. « Humanistic Basis of Professional Ethics » in *The Philosophy of Medicine Reborn*, *op. cit.*, p. 93.

on doit pouvoir concilier l'obligation de traiter et l'obligation de soulager la douleur et la souffrance dans le cadre d'une approche hippocratique classique, c'est-à-dire qui reconnaît l'obligation de ne pas donner la mort[1].

CONCLUSION

Pour conclure, on suggérera quelques pistes permettant de prendre un recul critique par rapport à cette façon de poser le problème.

Dans l'esprit de ceux qui défendent une telle conception de la moralité de la médecine, les buts de la relation (ou de l'interaction) médicale définissent des obligations, qui ne proviennent ni de la société, ni des fins subjectives du médecin et de son patient ; elles trouvent leur origine dans la relation médicale elle-même et sont donc opposables à toute prétention avancée au nom de fins sociales, économiques, idéologiques, etc. Mais H. Jonas lui-même a bien vu la difficulté d'une telle approche : l'image d'une relation singulière entre le médecin et le patient comme s'ils étaient seuls au monde est naturellement une fiction ; elle n'exprime pas la totalité des obligations auxquelles sont tenus les médecins, mais seulement leur obligation thérapeutique primaire. Il ne s'agit pas de relever, ce qui est évident, qu'il existe toutes sortes de relations non-thérapeutiques dans lesquelles sont impliquées les médecins en tant que médecins (médecine des assurances, conseil génétique, médecine préventive, etc.). Il s'agit plutôt de relever que l'on peut difficilement, dans ces conditions, dire, comme le font E. Pellegrino et D. Thomasma, qu'ils

---

1. E. Pellegrino, « Physician-Assisted Suicide and Euthanasia : Rebuttals of Rebuttals – The Moral Prohibition Remains », *Journal of Medicine and Philosophy*, 2001, vol. 26, n° 1, p. 93-100.

« proposent un ensemble mutuellement contraignant d'obligations dégagé à partir d'une interaction humaine d'un type particulier et tenant sa moralité des réalités empiriques de cette relation, qui la mettent à part d'autres relations humaines »[1]. Il existe sans doute des traits particuliers à la relation thérapeutique ; on peut même concéder que ces traits particuliers en font une pratique au sens de A. MacIntyre, avec des particularités axiologiques et des exigences normatives propres. Mais si une relation thérapeutique pure est une fiction, comment peut-on soutenir qu'elle tient sa moralité des réalités empiriques qui la constituent ? Il faudrait pour cela considérer qu'il s'agit d'une fiction à propos de laquelle tout le monde puisse se mettre d'accord (parce qu'elle est utile ; parce qu'elle a une valeur heuristique ; parce que si l'on n'en passe pas par elle, des éléments de la réalité resteront à jamais opaques ou incompréhensibles, etc.)

Or, il n'est pas du tout certain que ce soit le cas. En effet, la démarche d'un E. Pellegrino, par exemple, est à la fois essentialiste et internaliste. Pour lui, il existe une essence stable de la relation médecin-malade (de la rencontre clinique) et cette relation permet de définir une morale de la médecine en des termes qui restent internes à celle-ci. On laissera ici de côté la critique facile : comme la plupart de ceux qui parlent en termes d'essence, E. Pellegrino parle en fait d'une construction historique et culturelle. Mais il y a plus sérieux (et plus dommageable) pour sa thèse : dans un texte publié en 1989[2], il semble considérer

1. E. Pellegrino et D. Thomasma, *A Philosophical Basis of Medical Practice. Toward a Philosophy and Ethic of the Healing Professions*, New York-Oxford, Oxford University Press, 1981, p. 218.
2. « Values in Professional Education », *Luce Program on Religion and the Social Crisis*, Hardcover-Import, 15 Jan. 1989, by Carlton T. Mitchell (ed.), 1989, p. 15-36.

qu'il existe un groupe d'activités humaines spécifiques, les professions (par rapport aux métiers, *trades*) dont le but est de venir en aide à des gens qui sont dans une situation existentielle telle qu'ils ne peuvent en venir à bout par leurs propres moyens : ce sont la maladie, l'ignorance, l'injustice et le péché auxquelles correspondent, évidemment, les professions de la Médecine, de l'Enseignement, du Droit ainsi que le Sacerdoce. Dans tous les cas, il s'agit de professions constituées en réponse à des situations inégalitaires où la vulnérabilité, la dépendance et le risque d'être exploité sont du même côté. Les vertus du professionnel se développent en réaction à cette situation d'inégalité [1]. Elles sont les mêmes partout et prennent leur coloration particulière du fait qu'elles s'appliquent dans des contextes divers. Et précisément, E. Pellegrino donne quelques exemples qui sont aussi ceux avancés par J. Ladd au début de l'article mentionné plus haut [2]. Un bon médecin s'abstient :

– de prescrire des examens et des procédures qui ne sont pas nécessaires

– d'entreprendre des traitements non-validés ou non-conventionnels

– de prescrire massivement certains médicaments comme les tranquillisants.

Personne ne doute une seconde qu'un médecin qui s'affranchirait de ces prescriptions de l'art médical serait un piètre médecin (et probablement un médecin moralement douteux si l'on regarde de plus près ses motivations à s'en affranchir). Mais un garagiste ou un chauffagiste qui

---

1. Ce sont la compétence, la bienfaisance, la bienveillance, la justice, la fidélité à la parole donnée et à la confiance témoignée, la véracité, la compassion, le respect de la personne et de la dignité d'autrui.

2. Voir note 1, p. 70.

procéderait au remplacement non nécessaire d'appareils en bon état serait aussi un piètre artisan et probablement quelqu'un de moralement douteux si l'on regarde de plus près ses motivations. Or, avec le garagiste et le chauffagiste, ce n'est pas une éthique de professionnel qui est en jeu.

Prenons l'exemple des examens inutiles : on suppose que le médecin qui les prescrit n'est pas intéressé et qu'il ne pratique même pas ce qu'on appelle quelquefois une médecine défensive, mais que ces examens sont inutiles, en effet. Qu'est-ce que cela veut dire ? Qu'en les prescrivant, il aurait pu obtenir les mêmes données en mettant en œuvre moins d'examens. Il a donc agi simplement à l'encontre d'une norme élémentaire de l'action efficace, la règle d'économie dans l'emploi des moyens pour arriver à une fin donnée. Ce n'est pas une norme à proprement parler médicale ; ce n'est même pas une règle éthique, à moins peut-être qu'il ne s'agisse d'examens invasifs qui font courir un risque au patient. C'est une règle pratique.

Ce qui veut dire que les normes et les valeurs de l'éthique médicales peuvent probablement être reconduites à des normes pratiques et des valeurs plus générales, dont elles ne sont que des cas particuliers : la différence entre les vertus insérées dans une pratique et les normes du savoir-faire technique devient alors, pour le moins, instable et l'importance accordée à la rencontre clinique signifie que trop d'importance est attachée à une fiction. Il n'est pas du tout certain que, sur la seule base de cette fiction, on puisse parvenir à harmoniser les multiples fins de la médecine : éviter une mort prématurée, préserver la vie, prévenir la maladie, promouvoir la santé, soulager la douleur et la souffrance, éviter le dommage et promouvoir le bien-être.

Une société dans laquelle on laisserait les garagistes et les chauffagistes définir les normes morales appropriées et leurs relations envers ceux qui ont besoin d'eux ne serait certainement pas très attentive aux doléances de ces derniers. Il en est probablement de même en ce qui concerne les médecins : l'euthanasie n'est pas un soin et c'est précisément pour cela que d'autres que les professionnels ont leur mot à dire à son propos.

BERNARD BRANGER ET PHILIPPE DAVID

LA STÉRILISATION DÉFINITIVE
CHEZ LA FEMME EST-ELLE UN SOIN ? [1]

INTRODUCTION

La stérilisation définitive de la femme consiste à entraver de manière permanente la fertilité et ainsi empêcher toute grossesse ultérieure, le plus souvent par des méthodes chirurgicales ou endoscopiques consistant à ligaturer ou obstruer les trompes utérines. Les indications médicales sont de deux ordres : 1) Prévention de problèmes de santé pour la mère ou le fœtus en cas de survenue d'une grossesse. Pour la femme, ce risque peut être dû à une maladie évolutive qui serait compliquée par une grossesse, ou à une grossesse qui se compliquerait de pathologies pouvant être graves. Pour le fœtus, le risque est dû à une maladie fœtale grave et inéluctable, le plus souvent malformative ; 2) Grossesse non souhaitable pour la femme, selon trois motifs possibles : (i) la femme peut présenter des difficultés contraceptives en raison de complications graves des méthodes actuellement disponibles, (ii) la femme a des difficultés pour suivre une contraception comme, par

1. Texte inédit.

exemple, les femmes avec handicap mental ou psychique, (iii) la femme, pour des raisons qui lui sont propres, a un désir de ne pas avoir d'enfant, et ce de manière définitive.

L'objectif de ce travail est d'analyser l'acte de stérilisation définitive en tant que soin délivré par un professionnel de santé dans une structure de santé auprès d'une personne autonome ou non, alors même que la personne soignée n'est pas malade et que la grossesse empêchée ne représente pas une maladie en soi.

MÉTHODES DE STÉRILISATION

On distingue deux principales méthodes de stérilisation chez la femme : 1) la ligature chirurgicale par voie chirurgicale ou par voie cœlioscopique, sous anesthésie générale ou locorégionale, 2) l'insertion d'un dispositif dans les trompes (dit intra-tubaire) par voie vaginale et par hystéroscopie (implant commercialisé sous le nom de ESSURE®) sous anesthésie locale et sédation.

Avant les années 2000, les seules méthodes possibles étaient chirurgicales : laparotomie – c'est-à-dire ouverture de la paroi de l'abdomen – ou cœlioscopie avec des points de pénétration des instruments. Les laparotomies étaient essentiellement utilisées avant la généralisation de la cœlioscopie ; elles pouvaient être pratiquées parfois en suites de couches avec une petite ouverture sous-ombilicale et avec une résection tubaire bilatérale, ou bien plus communément au décours d'une césarienne. Durant cette période, il n'était pas rare que, de façon assez consensuelle dans la pratique professionnelle, une telle ligature soit proposée et réalisée au décours de la troisième césarienne de manière prophylactique, au prétexte du risque de rupture utérine lors d'une quatrième grossesse.

La généralisation des méthodes cœlioscopiques a permis avec différentes méthodes thermiques, électriques et pose de clips ou de Filschie ou d'anneau de Yoon de réaliser de façon moins invasive des ligatures de trompes. Également, la voie par culdotomie (abord vaginal) permettait aussi de façon plus marginale dans la pratique de réaliser ces mêmes ligatures de trompes.

Par la suite et depuis une quinzaine d'années, la voie hystéroscopique (introduction par voie vaginale, puis par le col de l'utérus et dans la cavité utérine d'instruments chirurgicaux), sans incision cutanée et sans anesthésie générale, s'est généralisée permettant un geste rapide et efficace. Cette conjonction des progrès techniques et des demandes sociétales est assez souvent observée en médecine comme dans les indications techniques dans l'Assistance à la Procréation médicalement assistée (AMP), ou dans les explorations du système digestif (caméra) et cardio-vasculaire (voie endo-vasculaire).

Contexte juridique

La loi n° 2001-588 du 4 juillet 2001 [1] relative à l'interruption volontaire de grossesse et à la contraception a défini le cadre juridique du droit français autour de la stérilisation masculine et féminine. Avant cette date, il existait un vide juridique, et, en cas de complication chirurgicale ou anesthésique, un médecin, chirurgien ou anesthésiste aurait pu être condamné pour des gestes non prévus dans la loi. Ainsi, dans les différents services, publics ou privés, la réalisation de ces stérilisations suivant

1. Ministère de la Santé. Loi n° 2001-588 du 4 juillet 2001 relative à l'interruption volontaire de grossesse et à la contraception.

les méthodes antérieures (cœlioscopie ou laparotomie) nécessitait un double accord tacite entre chirurgiens et anesthésistes. De même, les sociétés savantes (la Société française d'Anesthésie-Réanimation (SFAR) pour les anesthésistes, et le Collège national des Gynécologues-Obstétriciens français (CNGOF) pour les gynécologues) tempéraient avec beaucoup de prudence cette activité qui pourtant était très usuelle. On rapportait en effet qu'avant la loi, il y avait approximativement 70 000 ligatures tubaires réalisées par an en France (soit, à peu près le même nombre que celui des appendicectomies à l'époque).

Beaucoup des médecins qui ne voulaient pas réaliser de ligature tubaire avant la loi arguaient de la lourdeur du geste chirurgical cœlioscopique pour une intervention qui n'avait effectivement pas de cadre légal. D'autre part, ceux qui réalisaient ces gestes le faisaient en s'appuyant la plupart du temps sur des scores comme celui proposé par Lerat [1], qui établissait un certain nombre de points en fonction de l'âge, du nombre d'enfants, de l'âge du dernier enfant, des sexes différents des enfants et éventuellement du nombre d'IVG antérieures. La femme devait donc « rentrer » dans un cadre fixé par les professionnels (être suffisamment âgée et avoir deux, trois ou plus d'enfants, etc.) pour pouvoir bénéficier de cet acte médical.

---

1. Lerat MF, Lerat H, P. L. CNGOF (Collège national des gynécologues et obstétriciens français), « Législation sur la stérilisation tubaire », *Journal de Gynécologie Obstétrique et Biologie de la Reproduction* 11 (1982), p. 183-188 ; P. Lopes, A. Esnault, P. Delga *et al.*, « Intérêt d'un score lors d'une demande de stérilisation sans indication médicale majeure », *Journal de Gynécologie Obstétrique et Biologie de la Reproduction* 12 (1983), p. 105.

La loi du 4 juillet 2001 (article 26 de loi, ou L2123-1 du code de la Santé publique) [1] a donc permis de fixer un cadre légal de ce geste sous les conditions suivantes : la stérilisation à visée contraceptive ne peut être pratiquée que sur une personne majeure, sur volonté libre, motivée et délibérée, avec un délai de réflexion de quatre mois, après information claire et complète, et confirmation écrite de la femme. Pour les personnes handicapées sous tutelle, (article 27 – ou L2123-2), la décision appartient au juge des tutelles après avis d'un comité d'experts réunissant deux gynéco-obstétriciens, un psychiatre, deux représentants des associations des personnes handicapées.

Cette loi, en redéfinissant les contours de la pratique, et l'irruption d'une méthode plus aisée, plus simple et à moindre risque pour la patiente, ont modifié en conséquence de manière importante le contexte global autour de cette intervention.

Cependant, ceux qui, pour les raisons décrites plus haut, se refusaient à pratiquer une stérilisation tubaire, sont restés très réticents à l'égard de cette pratique devenue, à leurs yeux, « trop facile » : les femmes n'hésiteront plus à la demander, sans doute de manière irréfléchie, avec le risque majeur qu'elle le regrette à l'avenir.

Cette brève revue montre qu'outre les aspects techniques et juridiques, la représentation des professionnels vis-à-vis de la demande de stérilisation définitive pose des problèmes de représentation et de lien médecin-patient même dans un cadre légal.

---

1. Ministère de la Santé. Loi n° 2001-588 du 4 juillet 2001 relative à l'interruption volontaire de grossesse et à la contraception.

Par la suite, la loi du 4 mars 2002 [1] a repris et étendu les droits à l'information et au consentement, et a apporté une innovation importante en instituant la personne de confiance. La loi rappelle également qu'« aucun acte médical, ni aucun traitement, ne peut être pratiqué sans le consentement libre et éclairé de la personne » et que « ce consentement peut être retiré à tout moment ».

CONTEXTE DES DEMANDES

Hormis la première catégorie de femmes pour lesquelles une grossesse entraînerait un risque pour sa santé ou pour la santé du fœtus, les grossesses non souhaitées répondent à trois types de demandes :

– les demandes de femmes pour lesquelles les autres méthodes de contraception sont contre-indiquées, inefficaces ou mal supportées. Elles ont généralement un ou plusieurs enfants et n'en veulent pas d'autres. Cette catégorie représente la plus grande proportion des femmes demandeuses, c'est-à-dire en général des femmes de plus de 35 ans et avec des difficultés contraceptives et un nombre d'enfant(s) désiré(s).

– les demandes pour des jeunes filles souffrant de handicaps mentaux (retards cognitifs) ou psychiques (troubles psychiatriques) [2] pour lesquelles les autres méthodes de contraception ne sont pas possibles sur le

1. Ministère de la santé. Loi 2002-303 du 4 mars 2002 relative auw droits des malades et à la qualité du système de soins. https://www.legifrance.gouv.fr/jo_pdf.do?id=JORFTEXT000000227015.
2. Ministère de la Santé. Loi n° 2005-102 du 11 février 2005 pour l'égalité des droits et des chances, la participation et la citoyenneté des personnes handicapées (1). https://www.legifrance.gouv.fr/affichTexte.do?cidTexte=JORFTEXT000000809647.

plan pratique ou présentent des effets secondaires[1]. En effet, la prise quotidienne de la « pilule » oestro-progestative peut être une contrainte et une difficulté (nécessité de contrôler la prise orale tous les jours). De même, la pose d'un dispositif intra-utérin nécessite une anesthésie générale (en raison de l'impossibilité de pratiquer un mode d'analgésie habituelle sans anesthésie), le dispositif doit être ôté et reposé tous les cinq ans, et les injections intramusculaires de progestérone ou les poses d'implant peuvent entraîner des effets secondaires. Les demandes viennent des tuteurs ou des institutions, car la survenue d'une grossesse ne serait pas envisageable en raison de problèmes médicaux pour la femme (suivi de grossesse difficile et modalités d'accouchement complexes), et de la prise en charge d'un enfant qui ne pourrait pas être assurée par la mère (l'enfant devrait être pris en charge dans la famille ou abandonné pour être confié à l'adoption). Pour cette deuxième catégorie, l'incidence sur les demandes de stérilisation est moins de 5 % des stérilisations (étude de Nathalie Bajos[2]), ce qui en fait une demande de stérilisation définitive assez rare.

– les demandes de femme sans enfants, pouvant être jeunes (entre 20 et 30 ans), dont les motivations sont diverses et pour lesquelles la grossesse et la survenue d'un enfant ne sont pas envisageables pour des raisons personnelles. Ces raisons sont multiples ou souvent imbriquées : elles peuvent être d'ordre privé (ne pas élever

1. I. Insogna, A. Fiester, *Sterilization as last resort in women with intellectual disabilities : protection or disservice ?* Am J Obstet Gynecol 2015 ; 212 : 34-6.e1.

2. N. Bajos, M. Ferrand, Equipe Giné, *De la contraception à l'avortement : sociologie des grossesses non prévues*, Paris, Inserm, 2002, p. 348.

d'enfant), ou sociétales (ne pas mettre un enfant au monde pour ne pas qu'il souffre, ou pour ne pas augmenter la population sur terre), ou même environnementales (ne pas mettre un enfant au mode risquant d'augmenter l'empreinte carbone de la planète).

LA STÉRILISATION COMME SOIN

– Le soin comme acte technique

Un soin est défini ici comme un geste bienfaisant sur le corps d'une personne requérant une certaine technicité. Il peut être effectué par un professionnel de santé ayant été formé pour ce geste et possédant des autorisations pour occuper cette fonction, le tout entraînant une certaine expertise. À ce titre, la stérilisation définitive est un soin effectué par un professionnel à la demande d'une personne (ou de son représentant) dans un but précis qui est d'intervenir sur son corps pour empêcher la survenue d'une grossesse.

– Le soin comme acte médical

Le soin dans son appellation plus large est destiné à soulager, et à guérir si possible des personnes dont la maladie a été définie en référence au système de classement actuel, et dont le traitement est généralement codifié. C'est un acte curatif qui s'adresse à des personnes malades, mais ce peut être aussi un acte de soin dans le cadre de la prévention primaire (empêcher la maladie) ou secondaire (dépister des malades). Pour cette dernière, l'acte pratiqué consiste à dépister une maladie inconnue de la personne qui n'est pas encore quelqu'un de malade. Les plus fréquemment pratiqués sont les dépistages des cancers (sein, colon, prostate, col de l'utérus), des hypercholestérolémies, ou une hypertension artérielle ou le SIDA. En cas de dépistage positif, le corps médical réalise alors un soin pour soigner une personne qui ne se savait pas malade avant le dépistage, et si possible la guérir, en utilisant par exemple la chirurgie, la radiothérapie ou les médicaments. La stérilisation des femmes, pour lesquelles la grossesse risque de compliquer une maladie, ou d'entraîner une maladie chez la femme ou le fœtus, rentre nettement dans ce cadre de soin de prévention secondaire.

En ce qui concerne la prévention primaire, il s'agit d'empêcher l'apparition d'une maladie par des conseils avec la finalité de changer de comportement ou de conduites, ou par des gestes médicaux. Cette situation pose de réelles questions : est-ce que l'on peut parler de soin pour des actes destinés à empêcher une maladie de survenir ? Pour prévenir les cancers de la peau, il est recommandé de ne pas s'exposer trop longtemps au soleil et d'appliquer une crème ; pour éviter les maladies cardio-vasculaires, il est recommandé de faire du sport, de surveiller son alimentation, etc. Ce ne sont pas des soins au sens strict délivrés par un professionnel, mais plutôt des conseils ou des informations destinés à faire changer les habitudes du patient. Cependant, le patient est invité, de son côté, à « prendre soin de son corps ». Les exemples de soins réalisés par le corps médical pour éviter une maladie sont assez rares ou extrêmes : la proposition de mammectomie bilatérale en cas d'exposition à des gènes favorisant le cancer du sein en est une illustration, ainsi que l'orchidectomie d'un testicule intra-abdominal en raison du risque de dégénérescence… Cependant, certains actes médicaux ou chirurgicaux comme ceux de médecine esthétique (injection de toxine botulique ou d'acide hyaluronique) et de chirurgie esthétique (pose d'implants ou de prothèses, etc.) représentent une situation particulière vis-à-vis du soin au sens médical. Cette demande de soins concerne des personnes ne souffrant d'aucune anomalie ni maladie, mais qui désirent changer d'apparence pour des raisons personnelles de représentation physique de soi. La conception d'acte médical devient alors beaucoup moins univoque dans ces indications. La sécurité sociale, d'ailleurs, ne rembourse pas ces soins à visée uniquement esthétique (mais rembourse les soins de chirurgie réparatrice à la suite de traumatismes ou de malades).

La contraception est un autre champ spécifique de prévention primaire. En effet, l'acte de prescription peut répondre à deux objectifs : 1) prévenir une grossesse, qui n'est pas une maladie, à la demande d'une patiente ou d'un couple, 2) empêcher une grossesse qui peut représenter un danger pour la mère en raison de complications maternelles (hypertension artérielle, éclampsie, infections …) ou de complications fœtales (malformation, infection, prématurité, problème de croissance..). Dès que la contraception moderne a été possible (pilule oestroprogestative disponible ou pose de dispositif intra-utérin dans les années 1960), une partie du corps médical suivie par l'Ordre national des médecins a pu refuser les prescriptions de contraception jusque dans les années 1970-1980. Selon eux, ce n'était pas le rôle d'un médecin d'empêcher une grossesse avec des moyens hormonaux ou mécaniques, simplement parce que les femmes le demandaient, même sans risque de maladie a priori. À ce titre, on peut considérer que la prescription de contraception n'était pas considérée comme un soin, ou, du moins, pas un soin comme les autres.

Pour la stérilisation définitive, l'ambiguïté n'est sans doute pas totalement levée. En effet, il n'y a ni symptômes ni diagnostic, et la femme ou son représentant apporte la nécessité contraceptive en même temps que la démarche thérapeutique (stérilisation tubaire). Elle représente bien un acte de prévention primaire destiné à éviter une grossesse de manière définitive, mais elle est encore refusée comme soin au sens strict dans la mesure où la personne n'a pas de maladie, et où la grossesse que l'on veut éviter n'est pas plus risquée qu'une autre. Cependant, on l'a vu, une grossesse peut se compliquer, et, en particulier, la grossesse peut représenter un risque chez les personnes handicapées (difficultés de suivre la grossesse, de pratiquer certains examens et difficultés de l'accouchement). De plus, la prise en charge d'un futur enfant par ces personnes est souvent impossible par l'entourage. Au final, la stérilisation définitive pourrait être considérée comme un soin au sens général dans le cadre de prévention d'un nouvel état de santé non souhaité, mais un soin au statut particulier.

– Le soin comme acte destiné à « prendre soin ».

Un soin représente un geste destiné à soulager un patient et à lui apporter un réconfort tant physique que psychologique. Les anglo-saxons utilisent le mot « care » pour cette conception du soin (ce mot a donné lieu à des extensions diverses dans le champ social et politique). Avant le XVIII e siècle, soigner signifiait « fournir quelque chose à quelqu'un, fréquenter des marchés pour se procurer des marchandises », mais aussi « s'occuper de, tenir propres les bêtes et les enfants ». L'acte de soigner se référait donc au corps dans ses aspects matériels, voire prosaïques et contraignants. En même temps, le soin revêtait un sens psychologique puisqu'il désignait le souci, la préoccupation, l'inquiétude pour le corps et ses besoins [1].

Deux situations extrêmes peuvent expliquer ce point de vue : en cas de maladie grave et de douleur importante,

1. C. Lefève, « La philosophie du soin », première publication dans *La matière et l'esprit*, 4 : « Médecine et philosophie », (dir. D. Lecourt), Université de Mons-Hainaut, avril 2006, p. 25-34.

le soin consistera non seulement à sauver et guérir si possible le patient, mais aussi à soulager sa douleur immédiatement et essayer de lui apporter la restitution de son état antérieur. D'une autre manière, un pansement pour une plaie consiste non seulement à éviter les infections et à favoriser la cicatrisation, mais aussi à apporter du réconfort envers la personne soignée. C'est sans doute le sens des soins de plaies aux enfants après une chute : mettre du « rouge » ou un pansement sur la plaie est une action de « prendre soin » de la plaie et de la personne. G. Canguilhem rappelle que la médecine est née de l'appel du malade, de l'attention portée à sa souffrance et que, de ce fait, le souci de l'individualité souffrante, qui en constitue la raison d'être et la source, doit en rester le cœur [1].

À ce titre, la stérilisation définitive réalise pleinement cette dimension du soin : prendre en compte la demande d'une personne et accepter de lui prodiguer un soin comme élément de reconnaissance d'une demande précise. Une non-reconnaissance de la situation de la femme pourrait être considérée comme une souffrance, ou, à tout le moins, les conséquences d'un refus de soin pourraient entraîner une souffrance ultérieure. Le risque de grossesse est ainsi reconnu comme important, et les conséquences de cet état comme particulièrement malfaisantes sur la personne. Lorsque la demande vient d'un tiers (pour les personnes handicapées), le soin s'applique non seulement à la personne elle-même, mais est autant destiné à « prendre soin de ses représentants » tels que les parents ou la fratrie ou les curateurs ou les tuteurs.

---

1. G. Canguilhem, « Physiologie et pathologie », dans *Le Normal et le pathologique. Essai sur quelques problèmes concernant le normal et le pathologique* (1943), Paris, P.U.F., 1966, p. 138-139.

– Le soin comme acte social

Tout acte médical s'inscrit dans un contexte social. Le plus souvent implicitement, la société, indépendamment des aspects légaux ou juridiques, donne implicitement son aval pour que soit pratiqué un acte médical. Par exemple, l'admission dans un service de réanimation, ou l'admission en dialyse rénale, ou certaines indications chirurgicales pour les personnes très âgées (après 80 ou 90 ans) ou très malades (cancers, leucémies, maladies cardio-vasculaires) ne font pas toujours l'objet de référentiels médicaux précis, ni de dispositifs réglementaires. Quand il est question de demander ou non une admission en réanimation ou en dialyse, ou de pratiquer une intervention, chaque médecin décide implicitement en fonction de normes sociales présentées le plus souvent comme des normes médicales, et avec des arguments économiques intériorisés. Ainsi les médecins réanimateurs et les chirurgiens sollicités accepteront ou non la demande, et justifieront leur décision selon le nombre de places disponibles ou selon le bénéfice-risque perçu de l'acte médical. En fait, bien souvent, le soignant, intégré socialement et situé dans une hiérarchie sociale, décide inconsciemment d'« admettre » ou de « ne pas admettre » tel ou tel malade en disant « cela ne se fait pas », ou « il n'y a pas d'indication ». Les différences de décision entre les hôpitaux et les services, ou entre les pays montrent bien le caractère socialement déterminé des décisions : ainsi au Royaume-Uni, il est évoqué la non-possibilité de prise en charge d'une rechute de cancer ou de leucémies, ou lorsque les soins seraient particulièrement coûteux avec de faibles espoirs de guérison. En France, les arrêts des cycles d'assistance médicale à la procréation (AMP) au-delà d'un certain nombre d'échecs ou après l'âge de 43 ans sont la règle, et les soins au-delà ne sont pas remboursés par la Sécurité Sociale. Les autres pays européens ont d'autres normes sociales et législatives, favorisant un « tourisme procréatif » des couples infertiles. Il en va de même pour l'âge du père pour lequel l'AMP est interdit au-delà de 65 ans pour certains, ou plus tôt pour d'autres, ou, a contrario, sans limite supérieure pour d'autres encore.

À ce titre, l'acceptation ou le refus d'une stérilisation définitive par les médecins ne montre pas de différences par rapport à ces autres soins, et l'acte de stérilisation est réellement un acte de soin au sens social du mot. En effet, hormis les réserves prévues par la loi (majorité, consentement…), il n'y a pas de référentiel médical actuel pour accepter ou refuser la demande de stérilisation. Le score proposé par Lerat n'était pas une référence validée scientifiquement, mais un score défini par un groupe de médecins, repris par la plupart des médecins en France et permettant aux médecins d'accepter ou de refuser la demande de stérilisation. Cette attitude médicale n'est pas acceptable, aujourd'hui, au regard de l'autonomie de la femme qui est seule juge pour elle-même. Ainsi, son raisonnement, conforté ou entravé par un parcours de demande quelquefois chaotique, évalue la balance entre les bénéfices (maîtrise de sa sexualité sans effets secondaires) et les risques pour elle (risque de grossesse et risque de regret ultérieur qui est en fait rarissime), sans avoir à se justifier auprès des professionnels de santé. C'est la même démarche qui est à l'œuvre dans la demande d'interruptions volontaires de grossesse dans les délais légaux de 14 semaines d'aménorrhée. Dans ces situations, le médecin peut être amené à se considérer uniquement comme un technicien qui répond à une demande d'une femme pouvant paraître consumériste, et qui « en plus » n'a pas à exposer les motifs de sa demande.

Derrière cette résistance à pratiquer un acte que le médecin peut juger non recevable, la demande des femmes pose la question, plus politique, de la place de la femme comme mère dans la société : implicitement, toute femme peut être amenée à devenir mère à un moment ou un autre de sa vie (dans les limites physiologiques)[1]. De plus, la structure familiale en pleine mutation, avec la recomposition des familles, engendre une certaine circonspection envers l'acceptation de pratiquer une stérilisation féminine[2].

Historiquement et a contrario, ce consensus social et même politique a été à l'œuvre dans la pratique des stérilisations définitives sans le consentement des femmes, handicapées ou « déviantes » dans l'Allemagne nazie, ou, de manière clandestine en Suède, Norvège et Danemark à partir de 1920 et jusqu'en 1960, ou encore en Amérique Latine pour les femmes porteuses du virus du SIDA, ou aux États-Unis au XXe siècle[3]. Le médecin effectuait un soin dans un contexte social donné avec l'aval tacite ou officiel des autorités politiques et médicales de l'époque.

Dans ces conditions, les demandes de stérilisation définitive de femmes jeunes, ou de femmes handicapées représentent un risque personnel pour les soignants qui risquent d'être « disqualifiés » dans leur milieu professionnel (penser à l'affichage au bloc opératoire de l'âge de la patiente et du type d'intervention…) et dans le milieu social au sens large (« dans tel établissement, on stérilise

---

1. C. Dhainaut, « Stérilisation tubaire : quelles méthodes pour quelles patientes ? », *La Lettre du Gynécologue*, 2006, n° 314, p. 40-44.

2. C. Dhainaut, « Stérilisation tubaire : quelles méthodes pour quelles patientes ? », *La Lettre du Gynécologue*, 2006, n° 314, p. 40-44.

3. D.S. Diekema, « Involuntary sterilization of persons with mental retardation : an ethical analysis », *MRDD Research Review* 9 (2003), p. 21-26.

les femmes jeunes… »). Sa réponse à la demande concerne bien un soin dans sa dimension sociale.

CONCLUSION

Au final, la demande de stérilisation définitive ne déroge pas aux éléments qui procèdent de toute réalisation d'un soin, et est en quelque sorte un révélateur des composantes des soins dans notre système de santé. Si cet acte est bien un soin dans le sens où il est un soin technique, un soin qui soulage, un soin qui prévient, un soin qui permet le « care », il met le doigt sur les aspects sociaux et politiques de la médecine dans son rapport aux femmes en général, et dans quelques cas aux femmes handicapées.

Cet acte reste ainsi un soin particulier dans le système de santé, car il s'adresse à des personnes non malades, dans le but de prévenir une grossesse et ses conséquences pour la femme et un éventuel enfant. À ce titre, cet acte doit être réalisé après une analyse profonde de la situation, quelquefois après consultation pluridisciplinaire comme les consultations d'éthique clinique qui sont mises en place dans certains centres.

D'un point de vue éthique [1], et selon les quatre principes de Beauchamp et Childress (autonomie, bienfaisance, non-malfaisance et justice) [2], les demandes correspondent le plus souvent bien à l'autonomie de cette patiente ou de

1. ACOG. Ethical Decision Making in Obstetrics and Gynecology. ACOG – Committee on Ethics 2007 (réaffirmé 2013), n° 390, 9 pages. En ligne http://www.acog.org/Resources-And-Publications/Committee-Opinions/Committee-on-Ethics/Ethical-Decision-Making-in-Obstetrics-and-Gynecology.

2. T.L. Beauchamp, J.-F. Childress, *Les principes de l'éthique biomédicale*, Paris, Les Belles Lettres, 2008.

son tuteur. Cette femme est seule à décider dans l'intimité de sa conviction, et son autonomie, le plus souvent après de longues réflexions seule ou en couple, se traduit auprès d'un médecin qui réalise l'acte. L'aspect éthique recouvre également dans cette même démarche le principe de bienfaisance et de non-malfaisance vis-à-vis d'une femme en situation de demande, voire de détresse pour empêcher une grossesse qu'elle n'envisage pas. En ce qui concerne le quatrième principe, celui de justice, il semble assez juste de proposer ce moyen en aidant ces femmes qui ne désirent plus de grossesse, ou qui sont souvent dans des difficultés contraceptives majeures. Néanmoins, le principe de justice est parfois discuté en pratique avec elles, et elles l'entendent bien, lorsque la demande se fait tardivement de la part de femmes proches de la ménopause. Faut-il accepter le soin dont le coût élevé (environ 1000 €) est à charge de la solidarité nationale alors que jusqu'alors la contraception a été assurée par elle de façon plus ou moins satisfaisante ?

Au final, à la suite de cette période de 30 ans (15 ans avant et 15 ans après la loi de 2001), les enjeux de ce soin ont beaucoup évolué et sont en train d'être analysés plus sereinement. Il est possible que les nouvelles générations de médecins, souvent féminines, formées spécifiquement aux enjeux des soins, puissent mieux accepter les demandes de stérilisation définitive des femmes à venir, et les considérer comme des soins comme les autres.

Deuxième partie

QU'EST-CE QUE *SOIGNER* VEUT DIRE ?

PRÉSENTATION

Qu'est-ce que soigner veut dire ? Y a-t-il une essence du soin qui permette de le définir avec précision et clarté ? Une définition *universelle* du soin est-elle possible ? Quelle(s) relation(s) le soin entretient-il avec la médecine ? En quel sens la médecine et le soin sont-ils distincts et qu'est-ce qui les relie de manière fondamentale ?

Le soin peut être défini comme une relation particulière entre deux individus au moins, un soignant et un soigné, et plus précisément comme une pratique dans laquelle un ou des soignants, à l'aide de leurs compétences spécifiques – de ce point de vue la relation de soin est dite alors asymétrique – mettent en place un ensemble de moyens qui visent à atteindre un certain nombre de fins (la santé, l'autonomie, le bonheur, etc.). Les deux premiers textes s'attachent au soin compris en tant que relation et visent à spécifier cette relation à l'égard d'autres relations (relation parentale, relation médicale plus générale). Le troisième texte, sans occulter la nature de la « relationnalité » à l'œuvre dans le soin, s'intéresse plus particulièrement aux fins visées et en particulier à l'autonomie de la personne soignée. Rechercher l'unité et l'unicité du soin médical ne doit pas nous faire oublier les relations qu'il entretient avec d'autres activités humaines et les points communs qu'il partage avec celles-ci.

La philosophe Céline Lefève propose, de manière claire et efficace, un historique des relations entre la médecine et le soin en Occident. Si le soin, défini par l'auteure comme « le souci du malade considéré dans son individualité », est dans la Grèce Antique « la raison d'être et l'origine de la médecine », l'histoire occidentale est marquée ensuite essentiellement par deux moments de rupture : au Moyen Âge – où la religion chrétienne prend en charge la question du soin : on *soigne* essentiellement les pauvres – puis au XIXe siècle avec l'émergence de la médecine scientifique (le soin est alors « délégué à la compassion des infirmières »). Or l'unité, voire l'indissociabilité antique du soin et de la médecine se trouve réaffirmée à partir de la seconde moitié du XXe siècle, dans la lignée des travaux du médecin et philosophe G. Canguilhem[1], qui définit la médecine comme *le soin de l'individu* compris dans sa globalité et non pas simplement comme porteur d'une maladie. Mais sur des bases individualistes et libérales émerge au XXIe siècle la *médecine de la santé* qui annonce, dit Céline Lefève, une nouvelle rupture : la santé, définie comme un bien-être subjectif, tend à devenir une norme sociale et culturelle, un idéal qui imprègne, sans doute de manière plus ou moins forte, les individus, leurs représentations et leurs choix. La « promotion de la philosophie individualiste » transforme le patient en usager du système de santé et le somme de devenir le maître et possesseur de lui-même. Le culte de l'autonomie individuelle pourrait conduire, selon l'auteure, à de nouvelles aliénations[2] : le risque est de voir disparaître le sujet, la personne et donc le soin lui-même.

---

1. G. Canguilhem, *Le normal et le pathologique*, op. cit.
2. Sur cette aliénation paradoxale produite notamment par les mouvements sociaux et politiques en faveur de l'autonomie individuelle,

Selon le philosophe Frédéric Worms, le soin médical est en réalité la manifestation d'une relation plus profonde et proprement humaine : le « soin relationnel » qui relie dès sa naissance – et même avant celle-ci – un être humain à un autre être humain qui prend soin de lui. Ce « soin primitif » – au sens chronologique, logique et ontologique – est nécessaire à la constitution de l'individu et provient de sa vulnérabilité essentielle et originelle : « Notre faiblesse à la naissance, nos défaillances continuelles font que nous nous soignons les uns les autres, que nous *devons* le faire ». C'est cette vulnérabilité originelle qui caractérise notre humanité. Comme l'écrit Kant, si l'animal est dès sa naissance « tout ce qu'il peut être », l'homme a à devenir un homme ; or puisqu'il naît « incapable » d'user dès la naissance de sa raison, il faut que « d'autres le fassent pour lui ». L'homme a donc « besoin de soins et de culture » [1]. Cette première relation de soin est « doublement individuante » : pour le nouveau-né et pour celui qui devient ainsi « parent ». Soin parental et soin médical sont montrés alors comme deux « concepts de soin », deux concepts d'une même relation vitale : la force du texte de F. Worms est de fonder ainsi ontologiquement l'exercice même de la médecine, d'en faire à la fois un enjeu vital, éthique et aussi politique : « C'est donc à une éthique et à une politique des relations que l'on semble conduit. Elle reposera sur le double sens du soin : l'attention mutuelle entre les hommes, mais aussi la précision méticuleuse qui seule préserve l'objet même de leur relation. »

voir M. J. Sandel, *Contre la perfection : l'éthique à l'âge du génie génétique*, trad. fr. par H. Valance, Paris, Vrin, 2016.

1. E. Kant, *Réflexions sur l'éducation*, Paris, Vrin, « Bibliothèque des textes philosophiques », 1996, Introduction, p. 69 *sq.*

Les deux premiers textes s'accordent sur la signification essentielle du soin médical : celui-ci est défini, de manière ultime, comme une relation vitale et constitutive de l'individu soigné, compris dans sa globalité, c'est-à-dire non pas seulement comme un être biologique mais comme une personne.

Le texte du philosophe Bernard Baertschi offre une autre approche du concept de soin en partant notamment de sa fin fondamentale : le soin, et avec lui la médecine, sont *au service de* l'autonomie individuelle, définie par la bioéthique contemporaine comme la « capacité à élaborer une conception de la vie bonne, de vivre en conséquence et de la réviser ». Si une telle conception a donné lieu à un débat, parmi les philosophe politiques libéraux notamment, entre les partisans d'une autonomie définie seulement comme un *seuil* et ceux qui la brandissent comme un *idéal*, voire l'idéal de l'humanité, l'auteur défend plutôt ici une conception minimaliste, en référence au philosophe Ruwen Ogien [1], selon laquelle « toute personne qui conserve sa capacité à décider ou sa compétence de personne est souveraine. Son autorité morale est complète, dans la mesure où elle ne fait de tort à personne ». La question est alors de savoir si il faut imposer des limites au soin et au nom de quels principes éthiques. Les fins de la médecine doivent-elles être déterminées uniquement par « les décisions autonomes des patients » ? Si tel est le cas, le soin médical peut être défini comme un service monnayable comme un autre. Ce troisième et dernier texte fait déjà figure de transition vers la troisième et dernière partie de l'ouvrage : l'éthique du soin.

---

1. R. Ogien, *L'éthique aujourd'hui. Maximalistes et minimalistes*, Paris, Gallimard, 2007.

CÉLINE LEFÈVE

LA PHILOSOPHIE DU SOIN [1]

L'histoire et la philosophie de la médecine mettent au jour l'écart et la tension entre la médecine et le soin. Si l'on peut considérer que ce dernier apparaît en Grèce, à travers le primat de la clinique, comme la raison d'être et l'origine de la médecine, médecine et soin se séparent au Moyen Âge, puis au XIXᵉ siècle. La tension entre médecine et soin est aujourd'hui renouvelée par l'attention accordée, par la médecine et la société, au patient considéré, dans son individualité, comme une personne. Penser le soin implique désormais de se demander de quelle manière mettre en œuvre une médecine qui offre une individualisation du soin, sans succomber à l'individualisme ni faire porter sur le patient la lourde responsabilité de son état de santé.

LE SOIN AU CŒUR DE LA MÉDECINE

La médecine hippocratique peut être définie en fonction de son ambition scientifique *et* en fonction du soin. La clinique hippocratique, en prescrivant l'anamnèse et

1. Texte paru dans *La Matière et l'esprit*, n° 4 : « Médecine et philosophie », D. Lecourt (dir.), Université de Mons-Hainaut, avril 2006, p. 25-34. Le texte présenté ici est une version remaniée par l'auteur.

l'observation méticuleuse des manifestations de la maladie à même le corps du malade, traduit à la fois l'attention portée à l'effort spontané de guérison de la nature (la *vis medicatrix naturae*) et *le souci du malade considéré dans son individualité.*

Le malade est appréhendé dans sa globalité et sa singularité à travers la caractérisation de sa constitution humorale et de sa relation propre à l'environnement naturel (géographique, climatique, etc.) et culturel (genre et hygiène de vie). Il est considéré dans sa singularité biographique et dans son expérience vécue, sa souffrance – ce que nous appelons aujourd'hui sa subjectivité. La mission du médecin hippocratique est de saisir et de prévoir l'évolution naturelle et individuelle de la maladie, de comprendre aussi bien le déséquilibre des humeurs qui a causé la maladie que l'effort par lequel l'organisme cherche, à travers la maladie même, à revenir à l'équilibre. Le médecin grec observe, imite et encourage la nature. Il reconnaît les limites de son art devant la nécessité naturelle. De même que le *therapôn* est l'écuyer d'un guerrier ou le serviteur d'un dieu, le thérapeute grec est l'ami et le serviteur de la nature. Pour cette raison, il est aussi l'ami et le serviteur du malade. Il le seconde dans le combat qu'il livre lui-même contre la maladie. Il soulage ses souffrances sur la voie de la guérison, ou de la mort.

Par conséquent, le soin qui vise à soulager la souffrance du malade et qui implique, dans les cas désespérés, de s'abstenir de traiter ne représente pas un pis-aller : il se conforme à la fois à la nécessité de suivre le cours de la nature et au devoir de faire le bien du malade. Ainsi la thérapeutique hippocratique unit fermement la clinique et le soin : ce sont les deux versants indissociables d'une même attention et d'un même dévouement à la dynamique de la nature et à *l'individualité souffrante.*

LE SOIN SANS LA MÉDECINE

Au Moyen Âge, la médecine va se distinguer du soin et entrer en tension avec lui. Pour des raisons religieuses, sociales et institutionnelles, les soins ne coïncident pas avec la médecine mais avec la réalisation de la vertu chrétienne de la charité dans les œuvres d'assistance et d'hospitalité destinées aux pauvres. La primauté du devoir d'assistance et l'indifférenciation des infirmes, parmi lesquels les malades ne se distinguent pas encore, constituent, tout du moins pendant le haut Moyen Âge, un frein à la médicalisation de l'hôpital [1]. Fondé sur la charité, l'hôpital ne revêt pas de fonction médicale ou thérapeutique. Au Moyen Âge jusqu'au XVII e siècle, c'est le pauvre, et non le malade, qui fait l'objet de soins.

Alors que l'anthropologie antique stoïcienne ou néo-platonicienne, dominée par la notion de l'incorporation, de la descente de l'âme dans le corps, promouvait une certaine forme de dualisme, le christianisme, caractérisé par la notion d'Incarnation, introduit un changement fondamental : ce n'est plus la matière qui s'incorpore les âmes de manière indifférenciée et répétitive, c'est l'esprit qui se saisit de la chair. Ce ne serait plus l'âme qui descend dans le corps, mais plutôt la chair qui monte vers l'esprit. Le christianisme, en rupture avec le dualisme d'une certaine philosophie grecque, se tient donc à l'origine d'une culture du soin qui prend en charge l'homme dans sa globalité, corps et âme.

L'étymologie traduit d'ailleurs le sens double et global, matériel et spirituel, du soin. Le mot *soin* possède deux racines : l'une *songne* vient du latin médiéval *sunnia* et

---

1. J. Agrimi et C. Crisciani, « Charité et assistance dans la civilisation chrétienne médiévale », dans M. Grmek (dir.), *Histoire de la pensée médicale en Occident*, Paris, Seuil, t. I, 1995, p. 151-175.

du francique *sunnja* et signifie « nécessité, besoin » ; l'autre *soign* qui vient du latin tardif *sonium* signifie « souci, chagrin ». Le verbe *soigner* signifiait « fournir quelque chose à quelqu'un, fréquenter des marchés pour se procurer des marchandises », mais aussi « s'occuper de, tenir propre les bêtes et les enfants ». L'acte de soigner référait donc au corps dans ses aspects matériels, voire prosaïques et contraignants. En même temps, le soin revêtait un sens psychologique puisqu'il désignait le souci, la préoccupation, l'inquiétude pour le corps et ses besoins. Ce n'est qu'au XVII e siècle que le verbe *soigner* s'est spécialisé avec la valeur actuelle de « s'occuper de la santé ou du bien-être de quelqu'un ».

Toutefois, il faut souligner que l'ambivalence du christianisme à l'égard de la souffrance s'étend à sa conception du soin. La souffrance de l'homme est tenue pour la réplique de la souffrance du Christ rachetant les péchés humains. C'est pour cette raison que la souffrance est signe d'élection et que le salut de l'âme récompense celui qui fait œuvre de charité et de soins. Cependant la souffrance du pauvre, du malade ou du pèlerin est aussi considérée comme celle du pénitent, elle est l'effet du péché originel et le signe de la déchéance humaine. De fait, jusqu'à l'époque moderne, la souffrance du corps est aussi vue comme le chemin privilégié du salut de l'âme et le martyre, la douleur physique consentie voire recherchée, comme la voie de la sainteté. L'incarnation conduit, par conséquent, à privilégier une médecine religieuse de l'âme qui néglige le soin du corps et encourage la patience dans la souffrance [1].

1. J. Gelis, « Le corps, l'Église et le sacré », dans G. Vigarello (dir.), *Histoire du corps*, t. I, Paris, Seuil, 2005, p. 45-78.

LA MÉDECINE SANS LE SOIN

Un deuxième moment de rupture et de tension entre la médecine et le soin peut être situé au XIXe siècle avec l'émergence de la médecine scientifique. Comme l'a montré Georges Canguilhem, l'histoire moderne de la médecine peut être lue comme l'histoire de l'oubli, voire du mépris de la médecine pour le sujet et le corps souffrants et, par conséquent, pour le soin[1].

La médecine anatomo-clinique, puis la médecine expérimentale correspondent non seulement à l'objectivation de la maladie dans ses sièges et causes organiques, mais aussi à l'objectivation du corps et du malade lui-même. Michel Foucault a montré que, loin de s'inscrire dans une rencontre intersubjective, l'examen clinique consiste seulement à interpréter le « message » de la maladie à partir du « bruit » des symptômes : « dans sa pratique, disait-il, le médecin a affaire non pas à un malade, mais pas non plus à quelqu'un qui souffre, et surtout pas, Dieu merci, à un « être humain ». Il n'a affaire ni au corps ni à l'âme, ni aux deux à la fois, ni à leur mélange. Il a affaire à du bruit. À travers ce bruit, il doit entendre les éléments d'un message ».[2] « Les malades ne sont au fond que des phénomènes physiologiques dans des conditions nouvelles qu'il s'agit de déterminer », résumait Claude Bernard, sacrifiant la subjectivité souffrante sur l'autel de la médecine scientifique[3]. La compétence scientifique, le prestige social

1. G. Canguilhem, « Le statut épistémologique de la médecine » (1988), dans *Études d'histoire et de philosophie des sciences*, Paris, Vrin, 1994, p. 413-428.

2. M. Foucault, « Message ou bruit ? » (1966), dans *Dits et écrits I*, Paris, Gallimard, 2001, p. 587.

3. C. Bernard, *Introduction à l'étude de la médecine expérimentale* (1865), Paris, Flammarion, 1984, p. 277.

du médecin et la hiérarchisation des fonctions à l'hôpital entre le corps médical et le corps soignant, restreint au corps infirmier, participent du désintérêt pour l'expérience du malade, déléguée à la compassion des infirmières. L'élision de la douleur perdure jusqu'au XXe siècle en dépit de la connaissance parfois antique de moyens analgésiques et de la maîtrise, conquise dès le début du XIXe siècle, de certains anesthésiques : le combat que livre le médecin ou le chirurgien contre la maladie occulte, par sa noblesse, celui que le malade mène en silence contre la douleur[1].

Ainsi, jusqu'à la deuxième moitié du XXe siècle, le malade est *objet* de soins. Le corps médical répugne à assumer une fonction soignante qu'il tient pour subordonnée à sa compétence scientifique et à sa fonction curative. La médecine scientifique, surtout à l'hôpital, multipliant les médiations qui l'éloignent du corps (analyses biologiques, imageries médicales), tend à couper et à priver la clinique du corps vécu du malade, de sa parole et, finalement, du soin.

La mise entre parenthèses du malade comme sujet non seulement psychique mais aussi social, éthique et politique perdure. Elle est notamment liée à la formation des professionnels de santé et au déni, en regard, de leur propre subjectivité dans ses multiples dimensions. La primauté des enseignements dits scientifiques, l'évaluation et la sélection des étudiants par apprentissages « par cœur », concours et classements[2], la rareté des enseignements de sciences humaines et sociales, d'éthique et de psychologie

---

1. *Cf.* J.-P. Peter, « Silence et cris. La médecine devant la douleur ou l'histoire d'une élision », *Le Genre humain*, n° 18, Paris, Seuil, 1988, p. 177-194 et R. Rey, *Histoire de la douleur*, Paris, La Découverte, 1993.

2. *Cf.* A.-C. Hardy-Dubernet et C. Gadea (dir.), *De « faire médecine » à « faire de la médecine »*, DREES, Série Études, Document de travail n° 53, oct. 2005, http://www.sante.gouv.fr/htm/publication/

médicales ne favorisent guère la réflexion critique sur les transformations, le sens et les valeurs en jeu dans les pratiques, les relations et les organisations de soin. Il reste à intégrer à la formation clinique des enseignements d'éthique du soin répondant aux questionnements des étudiants et documentant les expériences et besoins des personnes soignées, grâce à la philosophie, aux sciences sociales, aux arts et à la participation de ces personnes elles-mêmes à la formation[1].

SOIGNER LA PERSONNE

Dans sa thèse de médecine soutenue en 1943, l'*Essai sur quelques problèmes concernant le normal et le pathologique*, G. Canguilhem rappelait que la médecine naît de l'appel à l'aide du malade, de l'attention portée à sa souffrance et que, de ce fait, *le souci de l'individualité souffrante, qui en constitue la raison d'être et la source, doit en rester le cœur*[2]. Il distinguait le fait *d'être malade*, d'être un sujet souffrant et le fait *d'avoir une maladie*, de devenir patient et objet des sciences et des investigations médicales. Le patient est une *personne*, toujours singulière, qui souffre d'une maladie mais ne s'y réduit pas.

La philosophie de la vie de G. Canguilhem montrait que le normal et le pathologique ne peuvent être définis

---

1. Sur l'apport des humanités médicales à la formation au soin, *cf.* A. Bleakley, *Medical Humanities and Medical Education*, Routledge, 2015 ; B. Dolan (ed.), *Humanitas. Readings in the Development of Medical Humanities*, University of California Press, 2016 ; C. Lefève, « Peut-on former au soin dans la violence ? », dans V. Auslender (dir.), *Omerta à l'hôpital. Le livre noir des maltraitances faites aux étudiants en santé*, Paris, Michalon, 2017, p. 221-239.

2. G. Canguilhem, *Le Normal et le pathologique*, Paris, P.U.F., 1966, p. 138-139.

qu'en fonction de l'individualité biologique et de son rapport au milieu. Le pathologique consiste en effet dans une norme individuelle de vie altérée, contrainte et restreinte, il correspond à l'expérience négative et répulsive que l'individu vivant fait de la restriction de sa capacité d'action dans le milieu – ce que G. Canguilhem appelle son invention normative.

Cette conception individuelle du normal et du pathologique issue de sa philosophie biologique amenait Canguilhem à définir en conséquence, dans sa philosophie de la médecine, la clinique et la thérapeutique comme des techniques normatives strictement individuelles, et comme les activités essentielles du médecin. La clinique, à travers l'examen du corps du patient et la prise en compte de sa parole, consiste en effet à observer son comportement, à saisir ses normes de vie propres et à comprendre son expérience de la maladie, en deçà de la recherche scientifique de ses causes objectives. Le travail clinique de traduction entre le vécu subjectif du malade, d'un côté, et le langage médical qui l'objective, de l'autre, exige de ne pas oublier *le point de vue du patient*. Par conséquent, la thérapeutique vise à permettre au patient d'instaurer une norme individuelle de vie qui, si elle ne peut être identique à la santé perdue et si elle s'inscrit dans des normes sociales, doit néanmoins être conforme à ses valeurs : lui seul peut apprécier s'il la fait sienne. Dans ce cadre, les sciences de la vie ne sont que les auxiliaires de la clinique et de la thérapeutique : « La clinique, affirme Canguilhem, n'est pas une science et ne sera jamais une science, alors même qu'elle usera de moyens à efficacité toujours plus scientifiquement garantie. La clinique ne se sépare pas de la thérapeutique et la thérapeutique est une technique d'instauration ou de restauration du normal dont la fin, savoir la satisfaction subjective qu'une norme est instaurée, échappe à la juridiction du savoir objectif. »[1]

La primauté accordée par G. Canguilhem à l'individualité biologique et à la subjectivité humaine, la revalorisation de la clinique, de la thérapeutique et de la relation médicale contre la réduction de la médecine à la science[2] offraient ainsi les éléments pour *définir la médecine comme art de soigner*[3] – sans que l'on puisse pour autant faire de Canguilhem un philosophe du « soin » puisqu'il n'utilise pas ce terme alors réservé aux soins paramédicaux.

LE RENOUVELLEMENT DE LA QUESTION DU SOIN EN MÉDECINE

G. Canguilhem anticipait le profond renouvellement critique de la philosophie, de l'anthropologie et de la sociologie de la maladie et de la médecine qui, à partir des années 50, étudient le patient comme *personne* et comme *acteur de soins*.

Les sciences sociales, prenant notamment acte de la prédominance de l'individualisme et de la chronicisation de nombreuses maladies, proposent des approches de la maladie décentrées de la norme médicale. Elles soulignent

1. G. Canguilhem, *Le Normal et le pathologique, op. cit.*, p. 153.
2. Sur la médecine comme science de la vie *et* art de soigner, *cf.* aussi G. Canguilhem, « Puissance et limites de la rationalité en médecine » (1978), dans *Études d'histoire et de philosophie des sciences, op. cit.*, p. 392-411 ; « Une pédagogie de la guérison est-elle possible ? » (1978), dans *Écrits sur la médecine*, Paris, Seuil, 2002, p. 69-100.
3. *Cf.* C. Lefève, « La relation médecin-malade chez Georges Canguilhem », *Dialogue*, Cambridge University Press, 2013, vol. 52, n° 4, p. 695-23 ; « De la philosophie de la médecine de Georges Canguilhem à la philosophie du soin médical », *Revue de métaphysique et de morale* (2014), p. 197-221.

le travail ainsi que l'expertise d'expérience du patient, acteur de la « gestion » de sa maladie et de son traitement qu'il négocie non seulement avec le pouvoir médical mais dans l'ensemble de son existence. Elles décrivent l'émergence de la figure du patient « autosoignant », qui est à la fois en quête d'*empowerment* (de (re-)prise de pouvoir sur sa maladie et son existence) et enjoint à l'autonomie[1]. De leur côté, les éthiques féministes du *care* soulignent la vulnérabilité et l'interdépendance des sujets. Elles définissent le *care* comme relation morale *et* comme travail, souvent invisibilisé, dévalorisé et dont il faut penser les conditions organisationnelles et politiques[2]. En mettant au jour la nécessité, la diversité et l'extension sociale des relations de soin, ces éthiques contribuent, indirectement, à décrire et interroger la médecine à partir de la notion centrale de soin[3].

Par ailleurs, l'éthique médicale, renouvelée d'abord par l'apparition de nouvelles techniques médicales, les problèmes liés à la recherche et la bioéthique, aiguillonnée ensuite par les revendications des associations de malades, notamment du sida, tant en termes de recherches que de

1. Sur le malade « acteur de soins » et les ambivalences de l'autonomie, *cf.* I. Baszanger « Les maladies chroniques et leur ordre négocié », *Revue française de sociologie* XXVII (1986), p. 3-27 et « Une autonomie incertaine : les malades et le système de soins », dans E. Hirsch (dir.), *Traité de bioéthique*, Paris, Erès, 2010, p. 189-198 ; J. Pierret, Cl. Herzlich, *Malades d'hier, malades d'aujourd'hui*, Paris, Payot, 1984, p. 259-288 ; D. Carricaburu, M. Ménoret, *Sociologie de la santé*, Paris, Armand Colin, 2004.

2. *Cf.* C. Gilligan, *Une voix différente. Pour une éthique du* care, Paris, Champs-Flammarion, 2008 ; J. Tronto, *Un monde vulnérable. Pour une politique du* care, Paris, La Découverte, 2009.

3. *Cf.* L. Benaroyo, C. Lefève, J.-C. Mino, F. Worms (dir.), *La Philosophie du soin*, Paris, P.U.F., 2010.

soins, demande de reconnaître le patient comme une *personne*. Celle-ci ne saurait être réduite à sa pathologie ni à sa prise en charge médicale et doit être placée au centre des soins. L'éthique médicale promeut son autonomie – tandis que, dans les pratiques, s'entremêlent nécessairement différents modèles de relations et de décisions médicales [1]. Dans ce mouvement éthique, s'inscrit aussi l'émergence de la médecine narrative [2].

Sur le plan juridique, l'évolution se concrétise, en France, avec la loi du 4 mars 2002 « relative aux droits des malades et à la qualité du système de santé ». Elle garantit à la personne le droit d'être informée de son état de santé et de l'ensemble des actes médicaux qui lui sont proposés, ainsi que le droit de faire respecter sa volonté à travers le recueil de son consentement aux soins. Néanmoins, le patient ne décide pas seul : la loi énonce que « toute personne prend, avec le professionnel de santé et compte tenu des informations et des préconisations qu'il lui fournit, les décisions concernant sa santé » [3]. Afin de préserver la confiance mutuelle entre le médecin et le patient et de confirmer la compétence et le rôle décisionnel du médecin, la loi promeut donc un modèle de concertation. Elle organise également la participation des usagers et de leurs associations à la gestion du système de santé.

Aujourd'hui, une des tensions éthiques relatives au soin relie, d'une part, *le respect de l'autonomie et de la*

1. E. J. Emanuel, L. Emanuel, « Four models of the physician-patient relationship », *JAMA*, 22 April 1992, vol. 267, n°16, p. 2221-2226.
2. *Cf.* H. Brody, *Stories of sickness*, Yale University Press, 1988 ; A. Kleinman, *The Illness Narratives : Suffering, Healing and the Human Condition*, New York, Basic Books, 1988.
3. Loi du 4 mars 2002, loi Kouchner, relative aux droits des malades et à la qualité du système de santé, art. L. 1111-2 et L. 1111-4.

volonté de la personne et, de l'autre, *le devoir de soigner*. Elle s'illustre de manière paradigmatique dans les débats relatifs à « la fin de vie ». Leur acuité est née tout à la fois de la puissance et des limites de la médecine scientifique : prisonnière d'une logique de maîtrise, celle-ci oscillait entre l'abandon de malades condamnés et l'acharnement thérapeutique, et délaissait de fait sa mission soignante. La question de « la fin de vie » rappelle que la médecine a pour fin le respect de l'intérêt et de la volonté du patient et qu'elle nécessite la prise en compte de son histoire, de ses représentations et croyances, de ses besoins et désirs. Dans cette perspective, les soins palliatifs – approche globale, physique et psychique de la personne, visant à soulager ses douleurs et souffrances et à maintenir ses relations – affirment précisément *le souci de l'individualité du malade et la fonction soignante de la médecine*. Ils se conforment aussi à la déontologie médicale en respectant le devoir de préserver la vie [1]. Ils sont régulièrement promus par la législation française [2] qui, fondée sur le respect de la dignité, de la volonté et de la qualité de vie de la personne, autorise l'abstention thérapeutique dont la conséquence prévue mais non voulue, selon la doctrine thomiste des actes à double effet, peut être la mort.

Néanmoins, le développement des soins palliatifs ne saura peut-être pas résoudre la tension que nous décrivions.

1. Le *Code de déontologie médicale* condamne (art. 37 et 38) l'obstination déraisonnable, prescrit le soulagement des souffrances et interdit de provoquer délibérément la mort.

2. Loi du 22 avril 2005, loi Léonetti, relative aux droits des malades et à la fin de vie. La loi du 2 février 2016, loi Clayes-Léonetti, a continué de promouvoir les soins palliatifs et conforté le respect de la volonté du patient en fin de vie. Elle a introduit la possibilité de la sédation profonde et continue et rendu contraignantes les directives anticipées.

Pour leurs promoteurs, les soins palliatifs pourraient prévenir la demande de mort dont la cause résiderait le plus souvent dans une prise en charge insuffisante de la souffrance physique et psychique, dans la rupture des relations de soin et de la confiance soigné/soignants. Cette demande ne pourrait d'ailleurs être tenue pour l'expression d'une liberté authentique, mais seulement pour un appel exprimant la détresse du patient, son besoin d'être reconnu dans sa souffrance, l'espoir d'un nouvel engagement des soignants et, au fond, la volonté d'être maintenu dans la société et la vie. En fonction de la variabilité de la volonté selon les circonstances, on ne saurait non plus anticiper la volonté de mourir[1]. D'autres se demandent *a contrario* si une telle perspective ne relève pas d'une nouvelle logique de maîtrise qui accorderait aux soignants la compétence et la légitimité pour juger de la véracité et de la fermeté de la demande des soignés, ainsi que la possibilité de décider de leur dignité et du sens de leur vie, s'opposant ainsi à leur liberté individuelle.

Il convient en tout cas d'éviter de réduire cette question de la tension entre le respect de l'autonomie et le devoir de soigner face à l'extrême souffrance et à la mort, à une question médicale. C'est l'un des enseignements de G. Canguilhem qui, lors d'un entretien daté de 1975, avait abordé la question de la fin de vie à travers celle du « droit à la mort ». Celle-ci, affirmait-il, était une question de valeur et non de fait, une question philosophique et non médicale. Il montrait qu'elle ne pouvait trouver sa résolution

1. *Cf.* S. Rameix, « Fin de vie : sédation, limitations et arrêts de traitement, suicide assisté, euthanasie. Un "droit de mourir" ou un "droit du mourir"? », dans Collège des enseignants de sciences humaines et sociales en médecine et santé, *Médecine, santé et sciences humaines*, Paris, Les Belles Lettres, 2011, p. 436-453.

ni dans le progrès des techniques médicales, ni dans les ressources des règles déontologiques, ni même, selon lui, dans l'évolution des règles juridiques, mais seulement dans la mobilisation vigilante et constante du questionnement éthique. Pour Canguilhem, il existe un droit du sujet à décider du moment et des conditions de sa mort. Le médecin a le devoir moral de reconnaître ce droit au *seul* patient conscient, incurable, qui se sait en fin de vie, dont les souffrances ne peuvent être soulagées et qui demande à mourir : dans *ce* cas, le médecin peut arrêter ses traitements – non ses soins – ou provoquer sa mort. Cette décision, insistait-il, ne peut être *qu'individuelle*, fondée sur une relation de confiance entre un patient et *son* médecin, sur la compréhension de la subjectivité du patient et le sens de la responsabilité du médecin. Dès lors, Canguilhem estimait que le recours à une règle juridique, donc générale, ne pourrait ni ne devrait en aucun cas se substituer à l'indispensable questionnement en conscience du médecin. Il promouvait – y compris dans la formation médicale – l'examen philosophique des cas d'école, des situations singulières des personnes confrontées à la fin de vie. Il était en conséquence défavorable à toute loi sur l'euthanasie, car la publicité de ces actes nuirait à la confiance dans la relation médicale, car la loi ne saurait prescrire un devoir d'aider à mourir et car elle ferait courir le risque de dérives criminelles [1].

Aujourd'hui, cette question de valeur est aussi formulée par des personnes atteintes de maladies incurables, qui

1. *Cf.* C. Lefève, « Le droit à la mort peut-il être reconnu par la médecine ? A propos du dialogue radiophonique « Le droit à la mort » (1975) entre G. Canguilhem et H. Péquignot », dans C. Lefève, C.-O. Doron, A.-C. Masquelet (dir.), *Soin et subjectivité*, Paris, P.U.F., 2011, p. 13-52.

subissent des souffrances extrêmes et ne dépendent pas de traitements médicaux que l'on pourrait limiter ou arrêter. Elle requiert désormais une traduction juridique afin que tous aient les mêmes droits. En effet, en admettant que la médecine parvienne à soulager les souffrances physiques, il n'est pas certain qu'elle parvienne à éteindre la souffrance psychique de personnes qui, en fin de vie ou *non*, estiment que leur vie ne vaut pas la peine d'être vécue. Il convient de savoir si la société accède à la demande d'aide à mourir de ces personnes, si, sur le fondement du respect de la volonté individuelle, elle définit la mort comme un droit et quel type de « personnel » elle mandate pour l'appliquer. Si le soin, défini comme le soulagement des souffrances physiques et psychiques de l'individu, constitue bien le cœur de la médecine et le devoir du médecin, il ne s'en suit pas pour autant que, dans les cas où la mort seule puisse délivrer l'individu de ses souffrances, l'assistance au suicide et l'euthanasie deviennent un devoir médical. La question n'est donc pas de savoir si la mort est un soin, mais si la société décide, contre l'interdit fondateur du meurtre, de faire de la mort assistée un droit.

Certains soignants sont déchirés entre, d'une part, le respect de l'autonomie et de la volonté du soigné et, d'autre part, la crainte de le livrer, ainsi que son entourage, à la culpabilité du choix de la mort. Ils redoutent aussi d'avoir à « faire vivre ou laisser mourir », pour reprendre les termes de M. Foucault, en fonction de la gestion des ressources du système de santé et de soins (personnels, lits, traitements, organes disponibles en vue de greffes, etc.). Ainsi la question de « la fin de vie » renvoie bien plus largement à la nécessité de penser et de mettre en œuvre *une culture et une politique du soin*, permettant la prise en charge de la douleur, des maladies chroniques et dégénératives, de la vieillesse et de la dépendance, de la précarité et de la solitude.

LA MÉDECINE DE LA SANTÉ,
LE RISQUE D'UNE NOUVELLE OCCULTATION DU SOIN?

La philosophie du soin, renouvelée par l'émergence du patient considéré comme *individu*, comme *personne* et comme *acteur de soins*, ne peut faire l'économie d'une réflexion sur les implications non seulement juridiques mais aussi politiques et sociales de *l'individualisme*.

Depuis les années 80, nous assistons, avec la chronicisation des maladies et l'allongement de la durée de la vie, à l'essor de la médecine de la santé. Elle se fonde sur une définition extensive de la santé comme état de bien-être complet physique, psychique et social, sur la conceptualisation épidémiologique des maladies en termes de facteurs de risque, sur le dépistage et la prévention, guidés par la santé publique, et enfin sur le gouvernement et la normalisation de ses conduites par l'individu lui-même [1]. La promotion de l'autonomie permet l'intériorisation individuelle de la norme sociale de santé et du devoir d'adaptation sociale [2]. Informé et éduqué à la santé, l'individu est responsabilisé, conçu comme maître et producteur de sa santé et de son destin. *Au soin* défini comme une relation intersubjective destinée à soulager la souffrance d'un individu se substituent *des soins* que le

1. A. Golse, « De la médecine de la maladie à la médecine de la santé », dans P. Artières et E. Da Silva (dir.), *Foucault et la médecine*, Paris, Kimé, 2001, p. 273-300.

2. Sur la subjectivation comme assujettissement au pouvoir, *cf.* M. Foucault, « Le sujet et le pouvoir » (1982), *Dits et écrits II*, Paris, Gallimard, 1994, p. 1041-1062.

malade, en particulier chronique, est culpabilisé de consommer passivement et enjoint de coordonner de manière responsable, afin de limiter les dépenses de santé [1]. A l'individu comme personne se superpose la figure de *l'usager du système de santé* [2].

Dans cette perspective, il convient de distinguer nettement *le souci de l'individualité* – dont G. Canguilhem a fait à juste titre le fondement de la médecine – et *la promotion de la philosophie individualiste*. Penser l'individualité du patient, le considérer dans sa singularité et sa globalité aux plans biologique, psychologique et social ne revient nullement à défendre la conception individualiste de la personne comme sujet rationnel, autonome et responsable. Précisons-le : la notion de subjectivité chez G. Canguilhem ne désigne pas la rationalité mais la normativité, le pouvoir propre à l'individu vivant de valoriser et, partant, d'instituer sa relation au milieu [3]. En outre, de même que la définition du normal comme rapport actif, inventif et singulier de l'individu à son milieu s'oppose à la réduction, faussement scientifique, de la norme individuelle à la moyenne collective, de même la définition de la clinique et de la thérapeutique comme compréhension et instauration d'une vie individuelle considérée comme normale *par le patient* s'oppose à toute forme de normalisation de la vie des individus *par la société* – y

1. Sur cette distinction entre le soin et les soins, *cf.* E. Zarifian, « Les fondements du soin en psychiatrie », dans C. Thiry-Bour, A. Pidolle (dir.), *Droit d'être soigné, droits des soignants*, Paris, Erès, 2003, p. 32.
2. *Cf.* E. Bureau et J. Hermann-Desfin, « Les patients contemporains face à la démocratie sanitaire », *Anthropologie & Santé*, [En ligne], 8/2014, mis en ligne le 21 avril 2015.
3. *Cf.* A. Badiou, « Y a-t-il une théorie de sujet chez Georges Canguilhem ? », dans *Georges Canguilhem. Philosophe, historien des sciences*, Paris, Albin Michel, 1993, p. 295-304.

compris lorsque cette normalisation est fondée sur l'individualisme.

Entre la conception du patient actif dans la vie et dans le soin et celle de l'usager du système de santé responsable et comptable de ses soins, la frontière peut sembler mince, le renversement philosophique, politique et social est pourtant total. La philosophie de l'individualité considère le soin comme accompagnant et soutenant *l'individuation du patient*[1], elle encourage ce dernier à assumer, dans la maladie et le traitement, la part d'activité qui lui est *propre* et à mener une vie qu'il jugera normale *de son propre point de vue*. Le soin vise dès lors à libérer, le plus possible, le sujet des contraintes de la maladie et à lui permettre d'inscrire ses normes de vie dans les normes sociales, y compris en y résistant, en les critiquant et en les transformant. La philosophie individualiste, en revanche, fonde une *individualisation des soins* qui enjoint au patient, en dépit des inégalités sociales, économiques et culturelles qui peuvent le fragiliser, de mener une vie *normalisée*, rationnellement gérée, socialement adaptée et économiquement productive. La philosophie du soin se trouve donc confrontée à deux logiques opposées de normalisation, dont la « gestion » de la maladie chronique et du handicap fournit un exemple privilégié. La normalisation peut être interprétée selon un modèle que l'on pourrait dire constructiviste, comme l'invention d'une norme individuelle de vie qui intègre la maladie et ses désordres et qui implique, pour lui faire une place, une transformation de soi *et* du monde social, ou bien selon un modèle individualiste et/ou naturaliste, comme une

1. Sur le soin comme individuation, *cf.* F. Worms, *Le moment du soin*, Paris, P.U.F., 2010.

réadaptation de l'individu à la réalité jugée immuable de la société [1].

De quelle manière les figures du malade chronique et de l'usager du système de santé feront-elles évoluer les rapports de la médecine et du soin ? La médecine de la santé, nouveau gouvernement des vies, prolonge le mouvement d'extension sociale de la norme médicale dans lequel Foucault avait vu une caractéristique de la modernité [2]. Comme la médecine de la maladie, occultera-t-elle aussi la clinique du sujet considéré dans sa singularité et sa globalité ? Prélude-t-elle à la dissolution définitive de la médecine dans « les soins » au détriment du soin ? Aux confins du savoir et du pouvoir, le codage médical de la souffrance et, en particulier, de la souffrance psychique en termes pathologiques participe déjà au déni des conditions sociales qui peuvent en être l'origine [3]. La promotion de l'autonomie et de la responsabilité du malade, notamment chronique, ne fait-elle pas passer au second plan la nature relationnelle, collaborative, patiente du soin médical [4] ? L'injonction à « prendre soin de soi », la référence à la figure classique du médecin de soi-même ne doivent

1. Sur la critique du modèle de la réadaptation dans le handicap, *cf.* J.-F. Ravaud, I. Ville, « Représentations de soi et traitement du handicap. L'intérêt d'une approche socio-constructiviste », *Sciences sociales et santé*, 1994, vol. XII, n° 1, p. 7-30.

2. M. Foucault, « Crise de la médecine ou crise de l'anti-médecine » (1976), *Dits et écrits II, op. cit.*, p. 40-58 et « La naissance de la médecine sociale » (1977), *op. cit.,* p. 207-228.

3. *Cf.* C. Dejours, *Souffrance en France*, Paris, Seuil, 1998 ; E. Renaut, « Mépris social et souffrance psychique » dans C. Thiry-Bour, A. Pidolle (dir.), *op. cit.*, p. 41-52.

4. Contre une conception abstraite de l'autonomie du malade chronique, *cf.* A. Mol, *Ce que soigner veut dire. Repenser le libre choix du patient*, Paris, Presses des Mines, 2009 ; G. Reach, *Une théorie du soin. Souci et amour face à la maladie*, Paris, Les Belles Lettres, 2010.

pourtant pas faire oublier que la médecine est l'indispensable médiation d'un tiers s'interposant entre le malade et sa maladie. Le sens avant tout *individuel* du soin médical ne nous apparaît pas comme une origine mythique à retrouver, mais comme une tâche à questionner sans relâche. Il reste à espérer qu'un tel questionnement critique – dans la formation, les pratiques et l'organisation des soins [1] – permettra de prendre en considération le point de vue et l'expérience de la personne malade et la préservera le plus possible, ainsi que le soignant lui-même, des effets délétères de l'objectivation, qu'elle soit de nature pseudo-scientifique et organiciste, et/ou de nature sociale, individualiste et managériale.

1. *Cf.* E. Azria, « L'humain face à la standardisation du soin médical », *La Vie des idées*, 26 juin 2012 ; F. Pierru, *Hippocrate malade de ses réformes*, Vulaines-sur-Seine, Éditions du Croquant, 2007.

FRÉDÉRIC WORMS

LES DEUX CONCEPTS DU SOIN [1]

Il est certain que la médecine tire son origine vitale et sa finalité morale de la nécessité du *soin* entre les hommes. Notre faiblesse à la naissance, nos défaillances continuelles font que nous nous soignons les uns les autres, que nous *devons* le faire. L'une des conditions de l'éthique médicale, la première peut-être, consiste donc, à nos yeux, dans l'intégration de la médecine à ce qui est avant tout une relation, plus primitive et plus générale qu'elle, et que nous appellerons la « relation de soin ».

Mais il est certain aussi que, sur le fond de cette obligation de soin, la médecine a ou acquiert une spécificité irréductible, qui ne la conduit pas cependant, à nos yeux, à contredire son origine ou sa finalité dans le soin, mais qui nous oblige à distinguer *deux* sortes ou même deux *concepts* du soin.

Il ne s'agit pas en effet, comme cela est parfois le cas, de détacher la médecine de son origine vitale et morale au point de la renverser, au point de ne plus voir du tout en elle un secours, mais seulement un pouvoir. Certes, le risque de ce renversement n'est jamais entièrement absent,

1. F. Worms, « Les deux concepts du soin », dans *Le moment du soin. À quoi tenons-nous ?,* Paris, P.U.F., 2010, chap. 1, p. 19-36.

il est même toujours là, il tient à ce que nous appellerons l'*asymétrie* profonde et constitutive de la relation de soin. Il n'y a pas de soin sans une faiblesse qui appelle de l'aide, mais qui peut devenir une soumission, et une capacité qui permet le secours mais qui peut devenir un pouvoir, et donc aussi un abus de pouvoir. Cependant, si cette asymétrie est inévitable, nous conduit-elle pour autant inévitablement à ces deux extrêmes, qui sont aussi des ruptures ? Sommes-nous condamnés à une alternative, entre le secours et le pouvoir, mais aussi, si l'on veut, entre le pouvoir et l'amour ?

On ne peut, encore une fois, exclure la possibilité de ces deux extrêmes, loin de là. Mais il se peut qu'ils ne manifestent pas seulement une opposition entre le soin et son autre, et qu'ils impliquent d'abord pour être compris une distinction et une articulation entre deux concepts du soin *lui-même*. Il s'agit donc d'abord de comprendre pourquoi l'idée ou *le concept même du soin* implique une telle dualité. C'est seulement à cette condition que l'on comprendra à la fois que la médecine n'est pas *tout le soin*, qu'elle s'enracine même peut-être dans une relation de soin plus primitive qu'elle ; qu'elle reste néanmoins une sorte *spécifique* de soin, d'où elle tire ses principes (et ses risques) éthiques propres ; enfin comment, pour penser les relations concrètes de soin entre les hommes, en particulier dans la société d'aujourd'hui, il convient de distinguer et d'*articuler* ces deux relations de soin entre elles.

On soutiendra ici que l'éthique médicale » (ou la « bioéthique ») doit passer, pour résoudre tel ou tel problème ou justifier telle ou telle décision, de la réflexion sur des objets, des essences ou des valeurs (par exemple celles de « la vie » en général), à une analyse précise des *relations* entre les hommes (relations vitales, morales, sociales, techniques, juridiques, politiques). C'est aussi dans cette perspective plus générale qu'il importe de distinguer le soin comme relation primitive entre les hommes, et la spécificité du soin médical, pour les articuler dans la diversité plus complexe que jamais des relations concrètes de soin, des plus intimes aux plus publiques. Ce n'est pas seulement le problème du soin en général, mais la structure complexe et précise d'une société qu'on peut décrire comme une société du soin, aujourd'hui, qui caractérise le présent (avec ses risques inverses, de la médicalisation à la parentalisation). On comprend alors en quoi, si le soin peut être un modèle général pour toutes les relations morales, il importe de distinguer des modèles précis du soin.

Les quatre moments des remarques qui suivent semblent donc s'imposer du même coup.

On devra dans un premier temps, au risque de l'exagérer provisoirement, présenter la *distinction* précise entre deux concepts du soin qui nous semble s'imposer, sur le fond cependant d'une définition commune et générale.

Il faudra ensuite, dans les deux moments qui suivront, explorer *chacun* de ces deux modèles du soin pour lui-même, en montrant d'ailleurs comment ils s'impliquent l'un l'autre *de l'intérieur*.

On pourra enfin revenir sur la *diversité* des relations concrètes de soin, articulant à des degrés divers ces deux modèles extrêmes, et comprendre comment le soin structure aujourd'hui un pan vital des relations sociales entre les hommes et peut à son tour servir de modèle général pour une éthique et même une politique des relations.

DÉFINITION ET DISTINCTION

Avant de distinguer deux sortes de soin, il importe donc de partir d'une définition générale, qui montre leur lien, même si celle-ci oriente déjà vers leur différence. On soulignera ainsi la nécessité d'une distinction, mais aussi d'une unité, qui ne prendra pas la forme d'une « synthèse » à produire ou à fabriquer artificiellement, parce qu'elle est déjà donnée *dans l'expérience même*, la distinction devant seulement nous permettre d'en penser la structure et les enjeux.

Voici donc ce que l'on entendra ici par « soin » : *toute pratique tendant à soulager un être vivant de ses besoins matériels ou de ses souffrances vitales*, et cela, *par égard pour cet être même*.

Dès cette première définition, aussi générale soit-elle, on voit que le soin comporte deux éléments inséparables mais qu'il importe néanmoins de distinguer :

– soigner, c'est soigner quelque chose, un besoin ou une souffrance isolable comme telle et que l'on peut traiter ;

– mais soigner, c'est aussi soigner quelqu'un, et tout soin comporte dans son concept même une dimension intentionnelle et même relationnelle, aussi minimale soit-elle.

Pour soigner, il ne suffit pas de le pouvoir, il faut aussi le vouloir, et cette intention ne peut être qu'*adressée*, elle ne peut que viser le *destinataire* du soin comme tel et ceci, il faut y insister car c'est capital, *quelle que soit* la motivation de cette intention (*mais il en faut une !*). C'est pourquoi nous employons ici, délibérément, le terme le plus vague possible, celui d'*égard*, en tenant rigoureusement en réserve des termes plus forts, de registres d'ailleurs différents, voire opposés entre eux, comme ceux de devoir, de respect ou d'amour.

Le but des remarques qui suivent sera bien de montrer la *différence de principe* et la *priorité respective* entre ces deux aspects ou ces deux concepts du soin, qu'il convient donc d'analyser chacun pour lui-même.

Mais avant d'y venir, on peut indiquer sur un exemple comment ils se relient et se séparent, dans la pratique elle-même.

De fait, la priorité du soin comme réponse à un *besoin* ne se marque nulle part mieux que dans les situations d'urgence vitale (le *vital* étant, précisément ici, non pas du tout le principe positif de la vie, mais *ce sans quoi* celle-ci ne peut se poursuivre). Tel prématuré, par exemple, *doit* être transporté d'urgence en service de réanimation. Il y a là une urgence incontestable. Mais la priorité de l'autre sorte de soin ne s'en montre pas moins, sur le même exemple. On sait bien en effet que l'on *interrompt* ainsi une autre relation, qui est encore une relation de soin, d'un soin cependant qui ne peut pleinement lui être donné que de manière individuelle, que par *tel* individu (sa mère, par exemple), et à lui en tant qu'individu. On verra plus loin en quoi cette relation est *non moins vitale*, pour l'enfant et le soi en général, est donc un besoin elle aussi, tout en se distinguant radicalement du besoin de répondre à telle urgence ou tel danger organique déterminé. La distinction des deux types de soin, leur priorité respective, se marque donc bien dans le déchirement même d'une situation comme celle-ci, à la fois ordinaire et exceptionnelle.

Mais on y voit aussi leur unité. D'un côté, le soin médical est, bien entendu, animé par une intention ou une attention à l'égard de l'enfant, celle de *le* sauver, lui précisément ; plus encore, cette intention reste prise ou, pour ainsi dire, se place « sous l'aile » de la relation parentale. Tout se passe comme si la médecine ou le médecin admettait ainsi non seulement sa relation avec un individu malade, mais son rôle de relais dans une autre relation ou avec une relation *elle-même atteinte* comme telle par la « maladie » ou la pathologie. D'ailleurs, le sujet « malade » et le sujet « inquiet » ne sont ici constitutivement pas la même personne, ou sont dédoublés, le médecin soigne l'un et parle à l'autre (et, devrait-on dire, inversement : il parle à l'enfant *en le soignant* et soigne le parent *en lui parlant*). Quoi qu'on fasse, et à quelque degré que cela soit concrètement pris en compte, l'unité des deux aspects est donc bien là, de ce premier côté. Mais elle l'est aussi de l'autre côté, au moins et surtout comme acceptation de la *distinction.* La possibilité même de la médecine demande comme condition l'institution et l'acceptation d'un intermédiaire entre le corps vivant et lui-même, ici entre deux corps vivants. De fait, la figure parentale admet et demande la nécessité de la relation médicale, sa priorité et sa spécificité, y compris technique, propre. Elle se fera *elle-même,* s'il le faut, relais de la prescription médicale, devant donc là aussi, à des degrés divers, avoir un rapport technique et clinique au corps même de l'enfant dont il faut traiter telle pathologie déterminée. Ce n'est donc pas dans la confusion des rôles, mais dans leur séparation précise et inévitable, qu'ils se relient encore.

S'il y a deux concepts du soin, ils se rejoignent donc bien de l'intérieur.

S'il importe cependant de les distinguer, c'est parce qu'ils obéissent à deux logiques, et même à deux logiques *relationnelles* distinctes et irréductibles. Il ne s'agit pas seulement de deux « concepts » objectifs, mais bien de deux concepts d'une même relation, entendue comme lien et individuation respective de deux termes ou de deux « sujets », comme si le soin constituait non pas une seule mais *deux* sortes de relations entre des *subjectivités.* Une double asymétrie constitutive le définit visiblement, qui n'empêchera peut-être pas, précisément grâce à cette dualité, une *égalité* non moins constitutive. Il faut donc bien commencer par approfondir chacune de ces deux logiques, dans sa spécificité, pour comprendre comment elles se distribuent ou se répartissent dans la série diversifiée des relations concrètes et morales de soin, caractéristique de notre société.

LE MODÈLE PARENTAL
ET LA PORTÉE ONTOLOGIQUE DU SOIN

S'il faut commencer par ce que nous appellerons donc le « modèle parental » du soin, ce n'est pas seulement en raison de sa priorité chronologique, mais parce que celle-ci s'accompagne d'une priorité logique et même « ontologique », c'est-à-dire constitutive de l'existence même des termes ou des sujets de toute autre relation de soin. Il ne faut d'ailleurs pas s'y tromper : nous ne définirons pas ce premier modèle du soin par une relation « parentale » toute faite ou allant de soi, dont on pourrait par ailleurs poser l'essence ou la « nature ». Bien au contraire : c'est la relation parentale qu'il s'agit de *définir* par la relation de soin, et non pas l'inverse. La relation « parentale » nous paraît en effet être d'abord cette relation qui consiste *non seulement à répondre aux besoins organiques d'un nourrisson après sa naissance, mais plus profondément à lui adresser ces soins comme à un être ou un enfant individuel, et à se constituer du même coup comme un être ou un parent non moins individuel*. Il s'agit bien d'une relation doublement individualisante, avant laquelle en quelque sorte il n'y a ni « parent » ni « enfant », et qui est comme telle elle-même, nous allons y revenir, un besoin « vital » de l'individu.

Mais on peut déjà dire un mot de sa priorité, encore une fois, ontologique, inséparable de sa priorité chronologique. Seule en effet cette première relation constitue un « soi » comme objet d'un soin adressé, c'est-à-dire aussi comme sujet de soin possible. Seule cette relation constitue donc un soi ou un sujet capable d'entrer ensuite dans toute autre relation de soin, dont notamment la relation médicale, et cela dans les deux sens : capable d'être soigné et (comme Paul Ricœur l'avait déjà remarqué) de se soigner (patient *et* agent donc, si l'on veut !), capable aussi de devenir médecin et de soigner *autrui*, un autre soi et pas seulement un autre que soi. Autrement dit, le soin n'est pas d'abord ici une nécessité physiologique ou organique au sens strict, mais une nécessité relationnelle, sans laquelle c'est un soi individuel qui n'existerait pas.

Cette priorité du soin relationnel n'empêche pas, disons-le tout de suite, qu'elle ne rejoigne le soin médical. Plus encore, précisément parce qu'il est *lui-même vital*, le soin relationnel peut faire à son tour l'objet d'un soin médical, absolument spécifique cependant dans sa structure même : tels sont à nos yeux la découverte et le sens fondamental de la *psychanalyse*, comme clinique ou plutôt comme *thérapie des relations humaines* elles-mêmes.

Mais précisément, s'il y a une thérapie des relations ou, encore, une thérapie du soi par les relations, c'est bien parce que le soi s'est constitué dans la relation, et même avant tout dans la relation elle-même, sous sa forme la plus concrète, réelle et matérielle, du *soin*. Ce qui nous le montrera, autrement dit, ce ne sera pas *seulement* la psychanalyse, puisque celle-ci ne rejoint cette genèse qu'*a posteriori* ou après coup, à partir de la pathologie, du langage et des représentations du sujet humain individuel. Ce sera plutôt, et à nos yeux de manière absolument décisive, la *convergence* de la psychanalyse avec une discipline qui procède tout autrement et la rejoint pourtant sur ce point précis. Ce sera sa rencontre avec l'éthologie, qui étudie cette genèse sous la forme d'une étude objective des comportements entre les vivants, donc dans ce cas précis sous la forme de la théorie de l'*attachement*, qui désigne précisément la relation à une figure individuelle comme *besoin* biologique et spécifique, chez l'homme et quelques autres espèces vivantes (grands mammifères et oiseaux). Il faut donc dire un mot de ce point de rencontre, dans sa précision extrême, entre deux lignes de savoirs ou de faits, dans leur différence non moins extrême, qui nous semble avoir du même coup la valeur d'un enjeu constitutif du moment présent en philosophie, aussi bien que pour la compréhension de la « nature humaine » en général.

De fait, ce sur quoi convergent tout en s'opposant la théorie de l'attachement, sous la forme que lui a donnée son concepteur, John Bowlby[1] dès le début des années 1950, et la psychanalyse, notamment dans la théorie proposée au même moment par Donald W. Winnicott[2], c'est à nos yeux le point précis où nous sommes conduits ici. Il s'agit bien du caractère constitutif pour le sujet individuel d'un soin adressé, mais d'une adresse ou d'une intention qui ne soit pas un « supplément » extérieur (ou, pire encore, prétendument « intérieur » !) aux actes les plus concrets du soin (porter, nourrir, laver, etc.), mais qui leur soit au contraire *strictement immanente*. Tel est le point essentiel : il y a un besoin spécifique, celui d'une relation adressée, et individuante, qui ne peut cependant, *au*

1. Nous renverrons ici à son ouvrage magistral, *Attachment and loss*, 3 vol., New York, Basic Books, 1969, 1973, 1980 ; trad. fr. par J. Kalmanovitch (vol. l), B. de Panafieu (vol. 2), D. Weill (vol. 3), *Attachement et Perte*, Paris, P.U.F., 1978, 1978, 1984.

2. Dont nous commenterons avant tout *Playing Reality*, Londres, Tavistock Publications, 1971 ; trad. fr. par C. Monod, J.-B. Pontalis, *Jeu et Réalité. L'espace potentiel*, Paris, Gallimard, 1975.

commencement au moins, se dissocier des actes concrets du soin corporel lui-même. Il importe donc tout à la fois de distinguer radicalement ces deux types de besoin (on montre chez les grands singes que l'attachement se distingue de la nourriture, par exemple, au point de pouvoir conduire à y renoncer), tout en soulignant leur unité Initiale, dans une même relation concrète, à travers *certains de ses aspects bien précis*, qui ne sont *pas moins « objectifs »*, observables et empiriques que les autres, même s'ils s'opposent à eux.

Ce que montre la théorie de l'attachement, c'est que la dimension « supplémentaire » du soin, qui répond au besoin spécifique d'attachement se traduit ou s'effectue dans le caractère *global, expressif, et individuel* de la relation concrète de soin elle-même, et ceci en quelque sorte dans la demande ainsi que dans la réponse ou, plutôt, dans une demande qui n'est justement plus demande d'une chose ou d'un objet, mais *précisément d'une réponse*. Le bébé pleure « pour » manger ou « parce que » il a faim, mais ses pleurs sont aussi un comportement expressif, individuel et global, qui secoue tout son corps, auquel le sourire, la chanson ou le bercement répondront, tout comme la nourriture satisfait en effet au besoin singulier de se nourrir. C'est ce jeu de demandes et de réponses individuelles, expressives et globales, qui avec le temps constitueront les « figures d'attachement », et la relation même d'attachement, avec ses qualités et ses critères propres, normales ou pathologiques, « *secure* » ou « *insecure* ». Cette relation est « biologique » même si elle dépasse les frontières organiques d'un corps individuel, et cela pour trois raisons décisives : elle répond à un besoin vital, elle se constitue selon des structures spécifiques, qui constituent des liens irréversibles, enfin et surtout elle est susceptible de pathologies déterminées. C'est bien par ce dernier point, en forme de rupture, que cette relation de soin, qui ne peut être séparable au départ (*mais le devient ensuite,* avec le jeu et le langage) de la dimension la plus concrète du soin organique, ni réductible à elle, se rattache à la recherche psychanalytique.

Certes, il faut insister d'abord sur la différence des démarches, qui a donné lieu à des conflits longtemps irréductibles, au point que la convergence, en un sens, commence seulement à apparaître dans toute sa portée. L'éthologie prétend en effet au statut de science objective et expérimentale : elle observe le comportement objectif des êtres vivants, animaux et humains, et en déduit des hypothèses sur leurs règles, qu'elle doit ensuite pouvoir tester, vérifier ou réfuter de manière expérimentale. Elle est donc, dans le cas de la relation parentale, génétique et générique : autrement dit, elle cherche des lois *générales*, qui s'inscrivent qui plus est dans les contraintes générales de l'évolution ; et elle les cherche dans leur constitution *progressive*, en observant donc la croissance des nourrissons de la relation parentale. En revanche, la psychanalyse procède d'un savoir clinique, subjectif et rétrospectif : elle trouve sa preuve empirique dans des pathologies individuelles, en tant qu'elles ne renvoient pas à un trouble fonctionnel général, mais après coup à l'histoire individuelle du sujet, considérée en outre (et c'est fondamental) de son point de vue *à lui* ou, encore, telle qu'il se la « représente », telle en tout cas qu'il la raconte. On ne peut donc imaginer méthodes plus opposées, et la théorie de l'attachement a d'abord rencontré chez les psychanalystes, notamment en France (comme le montre l'admirable recueil de

René Zazzo [1]), bien plus de résistance que n'en impliquait au départ la rupture, pourtant constitutive, de Bowlby lui-même avec la psychanalyse d'où il était parti.

Mais si cette convergence autour de la relation de soin ne va pas de soi, elle n'en est que plus significative.

Il est à cet égard remarquable que Winnicott retrouve, au principe du sentiment d'être soi et du sentiment d'être vivant de l'individu, la qualité de « l'environnement » primaire du bébé, sous la forme de la réponse à sa demande de soin. Il va même, on le sait, jusqu'à contester l'existence individuelle du bébé à la naissance et dans le temps qui la suit ; « un bébé cela n'existe pas » dit l'une de ses formules les plus célèbres ; ce qui existe, c'est « l'unité primitive du bébé et des soins maternels » [2] (il ne dit pas : « de la mère »). Pourtant, là aussi, à travers ces réponses corporelles à des demandes corporelles, il s'agit de l'individuation d'un soi subjectif appelé à se représenter lui-même mentalement et comme un « esprit ». Les trois actes fondamentaux que distingue donc Winnicott avec ce que Deleuze appelle des « concepts relationnels » ou des « interconcepts » [3] désignent précisément cette relation

1. Ce livre nous conduisit il y a déjà longtemps vers cette question. Il s'agit du recueil sous forme de colloque imaginaire : R. Zazzo (dir.), *L'Attachement*, Neuchâtel, Delachaux et Niestlé, 1979. Sur le même sujet, voir aussi D. Widlöcher (dir.), *Sexualité infantile et attachement*, Paris, P.U.F., 2000 ; et les utiles synthèses dans B. Pierrehumbert, *Le Premier Lien. Théorie de l'attachement*, Paris, Odile Jacob, 2003, et M. Dornes, *Psychanalyse et psychologie du premier âge*, Paris, P.U.F., 2002. On aurait garde, dans une étude plus poussée sur cet aspect, de ne pas oublier les travaux de Serge Lebovici.

2. D.W. Winnicott, *De la pédiatrie à la psychanalyse*, Lausanne, Payot, 1969, p. 240.

3. Voir sa recension de *L'Absence* de Pierre Fédida (Paris, Gallimard, 1978), sous le titre « La plainte et le corps » repris dans G. Deleuze,

entre les corps, en tant qu'elle ouvre à une individuation progressive. Le *holding* (le « porter »), le *handling* (le « manipuler »), le *world-presenting* (le fait de « présenter le monde »), qui rejoint déjà le *playing* (le « jouer » présent dans le titre originel de *Jeu et Réalité*), sont des comportements dont la qualité intégratrice et individuante est intrinsèquement liée à leur sens de soin adressé.

Il y a donc ici une sorte d'inversion prémorale ou supramorale, si l'on veut, du besoin primitif. Tout se passe comme si l'asymétrie initiale se renversait par une sorte de *miroir vital* ou *vivant*, la dépendance singulière du nourrisson se renversant en dévouement adressé et individuant, qui ne deviendra cependant consciemment ou explicitement « moral » (une « obligation ») que par une sorte de *perte*. Ce n'est pas un hasard si les éthiques de l'amour ou de la « sollicitude » ou, encore, du *care* (pour prendre le terme anglais qui les caractérise de plus en plus[1]), s'appuient fondamentalement aujourd'hui sur ce renversement (du sens de la faiblesse elle-même) pour compléter une éthique ou une bioéthique perçue comme trop abstraite ou désincarnée.

Mais, à travers le jeu, s'ouvre dans la relation intercorporelle même ce que Winnicott appelle l'espace « potentiel » ou « transitionnel » (comme « l'objet » du même nom, conçu par lui dans le même geste théorique), qui va être « le lieu où nous vivons », l'espace proprement humain de la culture. Sa double caractéristique, par où le mental se détache progressivement du physiologique, et le culturel du naturel, nous paraît pouvoir être résumée par

D. Lapoujade (dir.), *Deux régimes de fous*, Paris, Minuit, 2003, p. 150-151.

1. Voir à ce sujet, notamment, *infra*, « Le soin et le care » (annexe 1, p. 245 *sq.*).

le trait essentiel de la *précarité* et de la *création*, propre à toute rupture entre les êtres. Si la « créativité » est précisément le signe de l'individuation et de la « santé », qui ne saurait être donnée, mais toujours à réinventer, de la façon la plus ordinaire, elle se double en revanche d'une précarité essentielle, qui retrouve la pathologie de l'attachement, laquelle cependant ne pourra seulement être normée vitalement, mais devra toujours être reprise individuellement et relationnellement, Ainsi, parce qu'elles s'appuient toutes les deux sur une même relation primitive envisagée selon deux points de vue complémentaires, la norme biologique de l'attachement n'empêche en rien, appelle même, la spécificité de la *thérapie* psychanalytique, qui reprend et rejoue la relation *comme telle*.

La psychanalyse ne saurait être une « médecine » au sens que l'on va bientôt préciser, mais elle n'en a pas moins un double rapport au *soin*, par sa pratique relationnelle qui reprend donc la relation originelle elle-même. Ou encore, on devra distinguer la dimension *thérapique* de la psychanalyse, qui soigne les relations par elles-mêmes, par leur reprise et leur « répétition », de la dimension *thérapeutique* de la médecine comme telle ; cette distinction entre le thérapique et la thérapeutique a même ici quelque chose d'essentiel. Elle indique pourtant un point de recoupement – sensible et critique dans nos sociétés qui plus est ! – entre les deux modèles du soin, que l'on ne peut pas se contenter d'opposer. On verra par la suite comment, malgré sa spécificité et sa priorité propres, sur lesquelles il faut insister d'abord, le modèle médical rejoint, lui aussi, de l'intérieur le modèle « parental » que l'on vient d'esquisser, en d'autres points critiques de notre expérience individuelle et sociale contemporaine.

Le modèle médical
et la dimension politique du soin

Nous pouvons comprendre maintenant non seulement la priorité du soin « médical », mais aussi comment celle-ci l'entraîne dans une direction opposée au modèle précédent.

De fait, la priorité du soin médical tient à ce que le soin n'est *jamais seulement* soin d'un individu global pour lui-même ! Il est au contraire toujours aussi soin de certains besoins précis ou de certaines pathologies *déterminées*, qui font partie intégrante, dans leur diversité même, de la vie en tant que relation d'un organisme ou d'un vivant lui-même déterminé et de son milieu.

Le soin est aussi, de toute évidence, effort pour *guérir*.

Mais cette caractéristique n'est pas seulement une caractéristique pour ainsi dire objective ; elle a aussi des conséquences et une structure relationnelle, que l'on peut et que l'on doit même opposer *point par point* à celle du précédent modèle. D'où les trois aspects suivants, que l'on doit souligner, au risque de les exagérer d'abord, pour mieux les articuler ensuite à ce qui n'est pas seulement leur contraire.

Tout d'abord, si le soin relationnel ou « thérapique » est global et intégratif, on voit que le soin « thérapeutique » est nécessairement et inévitablement partiel et même *dissociatif* : il *consiste* d'abord à isoler « le mal », la partie du corps ou la fonction de l'organisme qui est atteinte pour pouvoir y répondre de manière appropriée. Certes, on le verra, on n'accusera pas la pratique médicale concrète de désintégrer le tout de l'organisme vivant (ce serait pour elle, Georges Canguilhem l'a démontré, se nier elle-même comme médecine). La consultation, la clinique, la médecine comme telles s'accompagneront toujours d'un degré de soin global et intégratif, ou *réintégratif*. Il n'empêche que le progrès même de la médecine, pas seulement comme savoir mais même comme pratique, bien entendu, va toujours dans le sens d'une spécialisation, qui est aussi une désarticulation, vécue comme une atteinte à l'image globale du soi, à une image du soi qui est globale *par principe*.

C'est là le principe d'une deuxième opposition. Si le soin relationnel était fondé sur un lien expressif entre les corps et les individus, il le sera ici sur un lien *cognitif* ou technique, sur une compétence. Soigne ici celui qui non seulement veut, mais qui peut et qui *sait*. La mère elle-même ou la figure d'attachement jouera, on l'a dit, ce rôle : elle « apprendra » à nourrir, langer, traiter telle ou telle affection, de manière correcte et comme on dit « avec soin » (on reviendra sur cette expression plus loin). Cette compétence technique n'est en tant que telle pas séparable de la division du corps sous un regard objectif, comme l'a montré une fois pour toutes Michel Foucault dans *La Naissance de la clinique*[1]. Elle a sans aucun doute une histoire ; la modernité consiste même probablement, après les avoir séparées de leur savoir, à réapprendre aux « mères suffisamment bonnes » ce qu'elles « savent déjà » comme le dit Winnicott (en tant que médecin d'ailleurs !) dans ses conversations radiophoniques. Il n'empêche qu'il y a là une rupture considérable. Elle a beau trouver son origine dans la vie elle-même, comme pathologie s'individuant dans le corps même (et toute *lésion* distingue dans le vivant des parties *séparées*), cette compétence médicale n'en est pas moins une tout autre modalité de la relation elle-même :

---

1. M. Foucault, *La Naissance de la clinique*, Paris, P.U.F., 2009.

ce que nous nommons *la « relation à » par opposition à la relation « entre »* [1].

Enfin, si la relation de type parental culmine dans *l'individuation* réciproque de ses deux termes, la relation que nous examinons ici débouche nécessairement sur la distinction et même *l'institution* de deux fonctions ou de deux *rôles*, par exemple ceux qui relient et opposent « le médecin » et « le malade ». Certes, là encore, toute relation réelle est un mixte : entre la figure parentale et l'enfant, il entre du rôle social, comme entre le médecin et le malade se tissent des liens individuels, qui peuvent aller jusqu'à l'amitié. Il n'en reste pas moins que la limite du premier modèle est celle d'une relation entre deux visages irremplaçables, alors que celle du second est une relation anonyme entre deux fonctions qui ne se distinguent plus, parfois, que par leurs attributs les plus extérieurs, par la blouse blanche, d'un côté, et le pyjama, de l'autre.

Il faut évidemment souligner de nouveau, et réaffirmer nettement, qu'il ne s'agit là que d'un modèle limite dont le risque est de caricaturer une médecine qui ne s'y réduit pas en pratique. On va même voir que ce n'est pas seulement de l'extérieur, mais de l'intérieur, que ce modèle rejoint le modèle opposé, pour donner lieu aux relations concrètes et spécifiques de soin qui caractérisent plus que jamais aujourd'hui notre société, dans sa médicalisation mais aussi sa parentalisation extrêmes.

Pourtant, s'il est nécessaire de définir le modèle médical du soin comme tel, ce n'est pas seulement pour des raisons négatives, qui conduisent aussi à souligner les *risques*

1. Voir *infra*, le chapitre « Quand les relations deviennent-elles morales ? » (p. 92 *sq.*) ; une étude intitulée « Les relations entre individus comme fait primitif » (*Revue Philosophie*, Paris, Minuit, 2010), approfondit cette distinction d'un point de vue plus général.

éthiques ou politiques qu'il comporte, c'est aussi pour des raisons positives, pour comprendre *qu'il n'attend aucunement du seul modèle parental ou pleinement relationnel sa norme éthique, mais qu'il l'a au contraire aussi en lui-même.* Si l'éthique médicale ou la « bioéthique » complète nous paraît résulter de l'articulation entre ces deux modèles du soin, c'est bien parce que *chacun des deux* comporte intrinsèquement un principe normatif, ainsi d'ailleurs qu'un risque qui lui est opposé. Il ne s'agit aucunement pour nous d'idéaliser le soin parental ou relationnel, et de diaboliser le soin médical ou Institutionnel ! Il faut donc dire un mot, dès maintenant, de l'indication éthique qui nous semble résulter de l'enracinement de la médecine elle-même dans le soin ou encore dans le traitement des maux physiologiques ou, enfin, dans la *thérapeutique* comme telle.

Cette indication est simple : si la spécialisation, le savoir, le pouvoir même de la médecine peuvent mener aux pires abus, et même en comportent intrinsèquement le risque, ils comportent aussi une sorte de norme interne, dès l'origine, dans la priorité même du pathologique et donc de la thérapeutique. A travers tous les développements sociaux, industriels, politiques de la médecine contemporaine, le risque du pouvoir réside moins dans son essence simple que dans son orientation double, dans le choix d'une orientation *plutôt que d'une autre.* L'une de ces orientations est *celle qui oublie la priorité de la thérapeutique, de l'obligation de soigner les maux, de manière concrète, juste, également accessible et répartie entre les hommes*, qu'elle consiste seulement à *prendre le moyen pour fin* (financière, symbolique, politique) ou aille jusqu'à lui donner *une autre fin* (politique, à nouveau, mais aussi eugénique, démiurgique même). Ainsi, *avant même de se mêler au soin « relationnel »*, où il trouvera certes sa pleine dimension éthique, il nous semble que le soin médical ou thérapeutique comporte sa norme morale interne, qu'il s'agit de ne jamais oublier. Nous dirons que *le développement scientifique n'est pas une aliénation, s'il vise à guérir, que le développement technocratique, la paperasse de la sécurité sociale n'est pas une barbarie, si elle vise la justice, que la politisation même de la médecine n'est pas une tyrannie, si elle institue la lutte contre certains maux déterminés comme tâche commune et historique.*

Il s'agit donc d'opposer deux modèles du soin, mais aussi, dans le deuxième, *deux directions morales* ou éthiques, qui impliquent certes une lutte interne et sans relâche, mais sans passer par des facilités rhétoriques, comme la condamnation souvent simpliste de la technique, de l'autorité ou de l'institution. C'est *en elles* au contraire que se font les choix décisifs, sous l'égide de la priorité du soin, sous la pression aussi de la dissymétrie vitale causée par la maladie.

Mais cela ne suffira pas, et c'est bien de l'intérieur, aujourd'hui plus que jamais, que le modèle « médical » du soin rejoint le modèle « parental ».

Comment ne pas le voir en effet sur un exemple à tous égards significatif ? Lorsque le soin médical cesse de pouvoir traiter un mal déterminé et guérissable, sans cependant cesser entièrement de pouvoir s'exercer, lorsqu'il s'agit des maladies *chroniques* ou plus profondément encore de la *vieillesse*, par exemple, et de ses maux, voire de l'accompagnement vers la mort et de la « fin de vie », c'est *de l'intérieur* que le soin médical, sans y être toujours préparé, rejoint le soin parental, non pas tant affectivement que structurellement, Une maladie comme la maladie d'Alzheimer pousse aujourd'hui la relation entre les deux modèles jusqu'à leurs limites extrêmes : les enfants deviennent non seulement les parents de leurs parents, mais aussi leurs soignants; tandis que les médecins eux-mêmes voient la relation parentale comme un moyen thérapeutique, une ultime ressource pour redonner un sens global à un cerveau, une mémoire, un corps qui tend de lui-même vers sa désintégration, Sans pouvoir analyser ces exemples qui traversent désormais, et pour longtemps, toute notre expérience, on y verra bien à la fois la nécessité et la force de l'articulation des modèles, et la source du double risque que l'on pressentait dès le départ, qui nous paraît être celui d'une société *médicalisante*, mais aussi d'une société *maternante*, un risque donc d'une double *confusion des rôles*.

On voit donc la nécessité, pour conclure, de dire ne serait-ce qu'un mot de l'articulation entre ces deux modèles, qui nous paraît seule capable, à la condition de les avoir rigoureusement distingués d'abord, de définir les relations concrètes de soin. Entre les deux modèles extrêmes, comme on va le voir, courent désormais des relations qui les articulent dans des proportions diverses : le rôle de l'infirmer ou de l'infirmière, de l'assistant(e) social(e), de l'éducateur ou du rééducateur ne se comprend pas autrement. Mais du même coup, c'est de l'intérieur du soin et, au-delà du soin, sur toutes les relations morales que s'ouvrent ici de nouvelles perspectives.

LA RELATION DE SOIN, MODÈLE DES RELATIONS MORALES

Il s'agit seulement ici d'indiquer la voie d'une triple généralisation, à partir de ce qui précède, concernant le ou plutôt les sujets du soin; les relations concrètes de soin;

les autres relations que le soin. Ce sera indiquer aussi, à chaque fois, une dimension éthique ou politique qui nous paraît mettre la question du soin au cœur du présent, dans la relation des hommes entre eux, mais aussi de l'humanité à elle-même.

On s'aperçoit d'abord que l'on n'aurait pas pu penser le soin en partant directement d'une relation morale, entendue comme relation entre des sujets libres et égaux comme tels. Le soin nous place d'emblée devant les deux grandes sources de l'asymétrie, qui travaillent contradictoirement le sujet moderne et démocratique : la *vulnérabilité* et le *pouvoir*. Il est fort tentant dès lors de renoncer à normer la relation de soin par la morale de la dignité, ou la politique de l'égalité, de la déplacer vers le double champ d'une critique du pouvoir ou d'une éthique de la sollicitude. Or, ce qui précède nous semble permettre à la fois une telle critique et une telle éthique, et même les appeler l'une et l'autre, mais à la condition de les situer toutes les deux dans une relation qui comporte en elle-même une double exigence de liberté et d'égalité, on dira aussi d'individualité et d'universalité. De fait, le critère du soin parental est aussi la rupture créatrice qui permet l'individualité, tandis que la limite du soin médical, dans l'abus de pouvoir, suppose une égalité fondamentale derrière l'asymétrie entre la compétence et la maladie. Bref, être un soi individuel et un sujet libre sont les deux effets majeurs du soin, de la sollicitude et de la critique elles-mêmes, bien loin d'être rendus impossibles par elles. Certes, et ce sera le troisième point à souligner, on ne reviendra pas à la relation de soin comme face à face direct entre libertés ; il faudra tenir compte d'une autonomie affectée par la maladie, construite par le soin, ébranlée par la compétence, restaurée par la critique. Tels sont les éléments d'une éthique et d'une politique de l'asymétrie, qui n'est pas l'inégalité, mais qui conduit vers une pensée concrète de la relation, dans le souci de l'égalité et de la liberté compatibles avec la vie, la produisant même comme vie *humaine*.

On voit du même coup en quoi il ne peut y avoir que *des* relations de soin, mêlant à des degrés divers ce que nous avons appelé le parental et le médical, et cela sans les confondre. Non seulement le parental comporte du médical et inversement. Mais l'asymétrie même des sujets suppose désormais l'institution d'une communauté diversifiée du soin. Les rôles intermédiaires sont en un sens les plus difficiles. L'infirmière doit-elle materner ou prescrire ? Doit-elle envelopper ou mesurer ? L'assistante sociale doit-elle soutenir ou restreindre ? Doit-elle réconforter ou sanctionner ? Ces questions se posent, sans aucun hasard, aux points les plus sensibles de notre société. Ce que l'on a tenté ici, c'est de dissocier les éléments purs de ce qui se présente comme un mélange confus, précisément pour faire de cette confusion opaque une articulation appelée à s'éclaircir, et cela au cas par cas, et par des études que nous appelons de nos vœux. Il y aurait violence à nier la part du parental ou du thérapique, dans toutes les relations de soin, aussi bien que celle du médical ou de la thérapeutique ; et il nous semble propre à la société moderne, débarrassée aussi bien du paternalisme que du spectre du pouvoir médical (l'un et l'autre toujours cependant à l'horizon), de comporter tous les échelons, de la thérapie analytique aux soins palliatifs. C'est dans ce cadre enfin, en y conjoignant les remarques précédentes sur le sujet individuel et sur la critique politique, c'est-à-dire aussi sur le sujet juridique et le citoyen, que devraient être pensés les difficiles problèmes de l'éthique médicale. Ainsi le soin est-il bien au cœur d'un présent marqué à la fois par le pouvoir sur la vie, les nouvelles techniques médicales et biologiques, d'un côté, et la nouvelle vulnérabilité de la vie, à la fois écologique et éthique, de l'autre. C'est bien entendu par là qu'il est aussi un modèle possible pour l'ensemble des autres relations morales, de la relation parentale (qui ne se réduit certes pas au soin) à la relation politique, en passant par exemple par l'enseignement, la justice, l'amitié ou l'amour. C'est qu'à chaque fois on doit, nous semble-t-il, procéder au même renversement. On ne pensera pas la relation de soin à partir d'une essence de la vie ou de la justice ; c'est au contraire la dimension vitale et la dimension morale des relations humaines qui apparaissent de l'intérieur même du soin comme relation primitive. Il en est ainsi de toute relation, liée aux exigences d'une vie qui n'est pas une force anonyme, ni un privilège individuel, mais est chez l'homme avant tout relationnelle, et qui communique, qui engendre même ce que l'homme a de mental, de moral et de politique, par les ruptures dont la pathologie est en soi le premier modèle. C'est donc à une éthique et à une politique des relations que l'on semble conduit. Elle reposera sur le double sens du soin : l'attention mutuelle entre les hommes, mais aussi la précision méticuleuse qui seule préserve l'objet même de leur relation. « Prendre soin », c'est *à la fois* se relier les uns aux autres, de manière individuelle, expressive, globale, et s'absorber dans le détail minutieux de la chose, avec le dévouement technique mis à la préserver de la dégradation ! Ainsi, devant les maux qui affectent les hommes, on pourrait exiger, sinon la perfection de ces deux formes du soin, du moins le refus de leur double contraire, c'est-à-dire des formes les plus graves de la négligence.

BERNARD BAERTSCHI

LE SOIN AU SERVICE DE L'AUTONOMIE

LA SANTÉ COMME BIEN

Pourquoi se soigne-t-on? La question est bien sûr fondamentale et est indissociable de toute réflexion sur notre rapport à la maladie et à la santé. Elle constitue d'ailleurs le titre d'un livre de Gérard Reach, dont le sous-titre est *Enquête sur la rationalité morale de l'observance*[1]. Dans ce chapitre, je vais m'intéresser à un autre aspect de la question, en amont de celle de l'observance thérapeutique, car si cette dernière soulève des questions, s'il paraît problématique que des malades ne suivent pas correctement ou même pas du tout le traitement qui leur a été prescrit, c'est parce qu'on estime que recouvrer la santé est leur but et qu'on constate, de manière surprenante, qu'ils ne font pas ce qu'ils savent devoir faire pour arriver à leur fin.

Bref, on se soigne pour se rétablir, pour redevenir en bonne santé, et s'il en va ainsi, c'est parce que la santé est,

---

1. G. Reach, *Pourquoi se soigne-t-on. Enquête sur la rationalité morale de l'observance*, Éditions Le Bord de l'Eau, 2007. Voir aussi *Une théorie du soin*, Paris, Les Belles Lettres, 2010.

pour nous, un bien. La santé est même un bien *naturel*, c'est-à-dire un bien qu'on ne choisit pas, qui s'impose à nous, ainsi qu'Aristote déjà le disait : « Personne ne choisit délibérément une fin, mais les moyens en vue d'une fin – je veux dire, par exemple, que personne ne choisit d'être en santé mais de se promener ou de s'asseoir pour être en santé » [1]. Nous désirons la santé, mais ne la choisissons pas, car on ne peut choisir que ce qui est en notre pouvoir, et la santé ne l'est pas. Ce qui l'est et est l'objet de choix, ce sont les moyens d'être et de se maintenir en bonne santé, d'où d'ailleurs la question de l'observance – le cas des comportements d'autodestruction, comme la consommation de drogues, complique évidemment le tableau.

Cela dit, si nous désirons naturellement la santé, ce n'est pas seulement pour elle-même. Ce n'est même jamais pour elle-même, mais pour les activités qu'elle nous permet de faire et aussi les sensations et sentiments de bien-être qu'elle nous procure. Se sentir en pleine santé est un plaisir délectable (dont on est particulièrement conscient lorsqu'on relève de maladie) et nous permet de vaquer aux activités de notre choix. Bref, la santé est un élément important lorsqu'on parle de ce qui nous permet de mener une vie bonne et, dans la mesure du possible, heureuse (l'*eudaimonia*, pour utiliser une expression d'Aristote). D'où l'importance primordiale des soins et de disposer d'une médecine efficace, permettant à chaque patient de retrouver son « entièreté » : *restitutio ad integrum*. Dans le même esprit, Norman Daniels parle de la santé comme d'un fonctionnement humain *normal* et précise : « Les soins de santé ont, comme but, un fonctionnement normal : ils se

---

1. Aristote, *Éthique à Eudème*, 1226a 7-10, Paris, Vrin, 1991, p. 111.

concentrent sur une classe spécifique de désavantages évidents et essayent de les éliminer. » [1]

Toutefois, parler de fonctionnement humain normal peut être trompeur. En effet, les soins n'ont pas seulement pour but de nous remettre sur pied physiquement ou biologiquement, mais encore, je l'ai dit, de mener une vie de notre choix. James Rachels distinguait la vie biologique et la vie biographique, soulignant que seule la dernière comptait véritablement – c'est-à-dire pour elle-même [2]. Un patient en état végétatif est vivant au sens de la vie biologique, mais non au sens de la vie biographique. C'est d'ailleurs pour cela qu'on le soigne, pour tenter de le ramener à la conscience, à sa biographie. Même les soins palliatifs sont orientés vers ce but : conserver autant de vie biographique qu'il est possible.

LE SOIN ET L'AUTONOMIE

Vivre sa vie, mener une vie bonne en fonction de ce que l'on choisit, c'est mener une vie *autonome*. Au sens étymologique d'abord (être auto-nome signifie se donner à soi-même des lois), mais surtout au sens où la bioéthique contemporaine comprend ce terme. Ainsi, Tom Beauchamp et James Childress stipulent que « l'individu autonome agit librement en accord avec un projet qu'il a lui-même choisi, comme le fait un gouvernement indépendant qui administre ses territoires et met en place ses politiques » [3].

1. N. Daniels, *Just Health Care*, Cambridge, CUP, 1986, p. 46.
2. J. Rachels, *The End of Life. Euthanasia and Morality*, Oxford, OUP, 1986, p. 5.
3. T. Beauchamp et J. Childress, *Les principes de l'éthique biomédicale,* Paris, Les Belles Lettres, 2008. p. 92.

Je reviendrai plus loin sur l'analogie avec l'indépendance politique, car elle est éclairante. Ezekiel Emanuel exprime l'idée de projet choisi dans un vocabulaire plus aristotélicien : « Un des attributs fondamentaux d'une personne est la capacité à l'autodétermination ou à l'autonomie, c'est-à-dire sa capacité à élaborer une conception de la vie bonne, de vivre en conséquence et de la réviser » [1]. Ainsi, étant au service d'une vie biographique, les soins sont au service de l'autonomie.

Une telle affirmation peut sembler banale, mais quand on réfléchit à la manière dont la bioéthique s'est constituée au XXe siècle, elle apparaît aussi comme quelque peu paradoxale. En effet, le premier des quatre principes qui ont été formulés est celui du respect de l'autonomie du patient, les autres étant, comme on sait, ceux de bienfaisance, de non-malfaisance et de justice, et ce principe l'a été pour contrer des abus commis de la part de soignants – surtout de chercheurs en fait. Le scandale le plus souvent mentionné est celui de Tuskegee, ville d'Alabama où une expérience d'observation sur l'évolution naturelle de la syphilis fut menée. L'étude se poursuivit jusqu'en 1972, lorsque le pouvoir politique l'interrompit après une campagne de presse qui déclencha l'indignation de très nombreux Américains, le sénateur William Proxmire qualifiant cette expérience de « cauchemar moral et éthique ». C'est que, dès 1945, la pénicilline était disponible et n'avait jamais

1. E. Emanuel, *The Ends of Human Life*, Cambridge MA, Harvard UP, 1991, p. 50. Pour de plus amples développements sur la notion d'autonomie, voir mon chapitre « L'autonomie de la personne », dans G. Durand, M. Jean, *L'autonomie à l'épreuve du soin*, Nantes, Cécile Defaut, 2015, p. 37-54.

été administrée aux malades qui, par ailleurs, étaient tous Afro-américains, peu scolarisés et pauvres[1].

Dans ces cas problématiques, les soins étaient au détriment de l'autonomie et non à son service. Ce qui était dénoncé ainsi était le *paternalisme* médical, c'est-à-dire une pratique dans laquelle le médecin imposait des soins à son patient parce qu'il estimait savoir mieux que lui ce qui était bon pour lui. Ce faisant, le médecin ne tenait pas compte de la conception de la vie bonne de son patient et risquait de lui imposer des décisions qui n'y étaient pas conformes. Un cas classique est celui de la transfusion sanguine imposée aux Témoins de Jéhovah pour leur « bien ».

On pensera peut-être que ce qui était valable pour la médecine de la première moitié du XXe siècle ne l'est plus maintenant, à une époque d'ailleurs où le concept de soin s'est modifié et a passé d'un sens étroit, qui désignait le traitement biomédical des maladies, à un sens large, qui demande de prendre en charge la personne dans son intégrité et dans toutes ses facettes. Comme le résume Pierre Gallois : « L'acte médical a deux dimensions indissociables, distinguées par nos amis anglais sous un double vocable, le *cure*, le soigner, qui est le soin technique, celui qui est centré sur la maladie et la recherche de la guérison, et le *care*, le prendre soin, qui est centré sur la personne et ses besoins, allant le plus souvent bien au-delà de cette maladie »[2]. Le « prendre soin » est alors ce qui rend justice à la personne en tant que telle, donc à son autonomie.

1. G. Pence, *Classic Cases in Medical Ethics*, New York, McGraw-Hill, 1990, p. 196.
2. « "Soigner" et/ou "prendre soin" ? », *Médecine*, juin 2009, p. 244.

Certes, mais le risque pour l'autonomie n'est pas moindre ici, si le soignant se méprend sur la personne qu'est le patient ou s'il se met à sa place dans une attitude inadéquate (c'est-à-dire s'il considère le patient comme un second lui-même, une sorte de clone moral). Le respect de l'autonomie est donc une exigence présente à la fois dans le prendre soin (*care*) et dans le soigner (*cure*). Quand cette exigence est remplie, le prendre soin et le soigner, bref, le soin, sont alors au service de cette autonomie.

Dans cette optique, le soin est ce qu'on appelle en anglais un *empowerment*, une (re)mise en capacité. C'est évident pour des patients dans le coma ou mentalement confus, puisqu'ils sont devenus momentanément incapables de choisir, mais même dans les maladies plus courantes, les soins sont aussi au service de l'autonomie [1]. On objectera qu'une grippe ou même un cancer ne nous privent pas de notre capacité à décider et à choisir, que nous restons juridiquement et moralement compétents dans de telles situations, donc autonomes. C'est vrai, néanmoins notre capacité à mener une vie de notre choix est entravée, et donc notre autonomie aussi. Il y a là comme une tension dans le concept d'autonomie : la capacité qu'il désigne apparaît d'une part comme une condition nécessaire à toute décision valable, et d'autre part comme un idéal, à savoir quelque chose vers quoi l'on tend. C'est ce qu'on exprime parfois lorsqu'on dit qu'il faut être *suffisamment* autonome pour décider, mais qu'on ne l'est jamais *complètement*.

---

1. Il existe aussi des exemples moins banals mais frappants d'un tel gain d'autonomie, *cf.* F. Gilbert, M. Cook, « Are Predictive Brain Implants an Indispensable Feature of Autonomy ? », *Bioethica Forum*, 2015, vol. 8/4, p. 121-127.

L'Autonomie comme seuil et comme idéal

Comment articuler ces deux aspects de l'autonomie, c'est-à-dire l'autonomie *comme seuil* (en avoir suffisamment) et l'autonomie *comme idéal* ? J'ai souligné plus haut la pertinence de l'analogie avec l'indépendance politique indiquée par Beauchamp et Childress ; je vais maintenant développer cette idée pour éclairer cette articulation.

Un gouvernement indépendant est libre de décider de sa politique. Il est toutefois soumis aux lois que le législateur, lui, est libre de formuler dans les limites définies par la Constitution (mais le législateur peut aussi changer cette dernière). Bref, au niveau politique, le législateur a une complète autorité de décision. Peut-il toutefois décider valablement d'abdiquer sa liberté en se soumettant à un autre pays ? La question n'est pas facile et est le pendant de celle de l'esclavage volontaire : une personne a-t-elle autorité pour aliéner définitivement sa liberté ? Cette question a beaucoup préoccupé les penseurs libéraux, qui sont en désaccord sur ce point. Les libéraux classiques, Locke, Kant et Mill, nient que ce soit le cas ; Friedrich von Hayek les suit : « Si chacun a le droit de se détruire, il n'a pas pour autant le droit de se vendre en esclavage »[1]. En effet, ce serait incompatible avec l'*idéal* d'une société libre. Par contre, Robert Nozick n'y voit aucun inconvénient, ni Michael Otsuka, qui parle du droit d'« aliéner le contrôle que chacun a sur soi-même »[2]. Jean-Jacques Rousseau avait rejeté avec véhémence cette possibilité : « Renoncer

---

1. P. Van Parijs, C. Arnsperger, *Éthique économique et sociale*, Paris, La Découverte, 2000, p. 31.
2. M. Otsuka, « Réponses », *Raisons politiques*, août 2006, n° 23, p. 170.

à sa liberté, c'est renoncer à sa qualité d'homme, aux droits de l'humanité, même à ses devoirs [...]. C'est une convention vaine et contradictoire de stipuler d'une part une autorité absolue et de l'autre une obéissance sans bornes. »[1]

Poser la question de l'esclavage volontaire, c'est se demander si on peut renoncer à diriger soi-même sa vie, et donc si on peut abandonner son autonomie, après avoir posé un dernier acte autonome, celui par lequel on renonce à avoir autorité sur soi-même. Les auteurs qui affirment que c'est possible et moralement admissible (somme toute, l'acte de renonciation est parfaitement autonome) s'appuient sur l'autonomie comme *seuil*; ceux qui s'y opposent s'appuient sur l'idée que l'autonomie est constitutive de notre humanité et de sa dignité, tellement que l'être humain doit s'efforcer de la préserver et même de l'augmenter : l'autonomie est ici un *idéal* pour la personne, comme elle l'est pour une société libre, disait Hayek. Dans cette optique, il n'est pas admissible de renoncer librement à son autonomie – seuil et idéal –, car l'être humain est « par nature » un être voué à l'autonomie et à sa poursuite.

DEUX CONCEPTIONS DU LIBÉRALISME

Pour mieux encore faire sentir cette différence et cette tension, je vais poursuivre le détour par la philosophie politique.

1. J.-J. Rousseau, *Du contrat social*, livre I, chap. IV, dans *Œuvres complètes*, Paris, Gallimard, 1964, t. III, p. 356. J. Stuart Mill propose un argument assez proche ; cf. *De la liberté*, Paris, Gallimard, 1990, p. 221. Je pense qu'ils ont raison ; *cf.* B. Baertschi, « Dignité, propriété de soi et libertarisme de gauche », *Diacrítica*, 2009, vol. 23, n° 2, p. 169-184.

Joseph Raz exprime l'idéal de l'autonomie en ces termes : « L'idée directrice qui se trouve derrière l'idéal de l'autonomie personnelle est que les personnes doivent fabriquer leur propre vie. Une personne autonome est (en partie) l'auteur de sa propre vie. L'idéal de la personne autonome est la conception de personnes contrôlant, à un certain degré, leur propre destinée, la façonnant par des décisions successives tout au long de leur vie ». Bref « l'autonomie est un idéal de création de soi »[1]. La communauté politique existe pour permettre à chacun de mener une vie de son choix, de réaliser sa conception de la vie bonne ; l'autonomie comme idéal constitue une telle conception, mais bien sûr, il en existe d'autres (toute personne n'entretient pas un idéal de création de soi). Dans les termes que John Rawls a consacrés, on dira que l'idéal ressortit au domaine du bien – variable selon les personnes – et non à celui du juste – constitué par les principes de justice communs sur lesquels se base la vie politique des démocraties libérales. L'autonomie comme idéal est aussi ce qu'on appelle une idée *perfectionniste*, ainsi que le souligne Thomas Hurka : « Le perfectionnisme peut très aisément soutenir un principe de liberté en traitant l'*autonomie*, ou le libre choix parmi de nombreuses options de vie, comme un bien intrinsèque. »[2]

Le libéralisme politique qui inspire les démocraties occidentales actuelles s'appuie-t-il sur une telle conception perfectionniste de l'autonomie ? Autrement dit, promeut-il l'idéal de l'autonomie ? En tout cas, affirment certains, il ne le devrait pas, car alors il proposerait une position trop

1. J. Raz, *The Morality of Freedom*, Oxford, Clarendon, 1986, p. 369-370.
2. T. Hurka, *Perfectionism*, Oxford, OUP, 1993, p. 148.

peu libérale car trop peu tolérante : « Cela imposerait l'idéal de l'autonomie aux autres citoyens ; cela ferait du libéralisme une autre "doctrine sectaire" », remarque Ezekiel Emanuel[1]. En effet, il serait alors requis d'être autonome, chacun aurait le devoir de se créer par lui-même et de construire sa vie en minimisant l'impact des influences extérieures ; bref, il ne serait pas vraiment libre de mener une vie de son choix. Jusqu'où l'État peut-il alors imposer des valeurs, une conception du bien donc, s'il veut rester libéral ? Les libéraux hésitent et il est révélateur de noter que Rawls lui-même a aussi hésité, Chandran Kukathas et Philipp Pettit relevant que, entre 1971 et 1982, « l'idéal auquel Rawls adhère est l'idéal kantien de l'autonomie. Une société bien ordonnée est conçue comme une société habitée par des citoyens autonomes »[2], ce qui n'est plus le cas dans son dernier grand ouvrage *Libéralisme politique*.

Charles Larmore dresse le même constat : en promouvant les « idéaux d'autonomie et d'individualité », le libéralisme outrepasse ses prérogatives, car il impose trop. En effet, un idéal est une conception du bien et le libéralisme doit rester neutre par rapport aux différentes conceptions du bien. Pour Larmore, comme d'ailleurs pour le second Rawls, cela exige une réforme du libéralisme qui se doit d'abandonner la promotion de tout idéal : « Il s'agit de comprendre comment le libéralisme peut être une doctrine purement politique et non une "philosophie de l'homme" en général ou une "doctrine morale générale" ». Pour une telle conception, remarque-t-il encore, « les théories de la loi naturelle (Grotius et Pufendorf) et de la tolérance (Locke

---

1. E. Emanuel, *The Ends of Human Life*, *op. cit.*, p. 86. L'auteur ne fait pas sienne cette remarque.
2. C. Kukathas, P. Pettit, *Rawls. A Theory of Justice and its Critics*, Oxford, Polity Press, 1990, p. 132.

et Bayle), conçues au XVIIe siècle, sont […] de meilleurs modèles que celles de Kant et de Mill » [1]. Grotius, Pufendorf, Locke et Bayle proposent une conception de l'autonomie comme seuil – être autonome permet à chacun de décider comment il veut vivre –, alors que Kant et Mill sont en faveur de l'idéal de l'autonomie – décider de manière autonome de manière à le devenir plus.

LES DEVOIRS D'AUTONOMIE ENVERS SOI-MÊME

Le retour du politique à l'éthique est, on le voit, direct, Larmore mentionnant des auteurs qui se meuvent sur les deux plans et qui les conçoivent en continuité. Mon propos est strictement éthique, et même bioéthique [2]. Sur ce plan, je tracerai la distinction suivante :

– L'autonomie conçue comme seuil implique que toute personne qui conserve sa capacité à décider ou sa compétence de personne est souveraine. Son autorité morale est complète, dans la mesure où elle ne fait de tort à personne. On dérive aisément de cette conception un *minimalisme moral* tel que Ruwen Ogien le défend [3].

– L'autonomie conçue comme idéal est nettement plus exigeante. Elle admet notamment des devoirs envers soi-même. Un devoir de se soigner et de prendre soin de soi, bien sûr, mais aussi des devoirs plus spécifiques. Je vais l'illustrer rapidement par la question du droit de ne pas savoir.

1. C. Larmore, *Modernité et morale*, Paris, P.U.F., 1993, p. 171-172.

2. Pour la position que je défends sur le plan politique, voir par exemple mon article « Le charme secret du patriotisme », dans B. Baertschi, K. Mulligan, *Les nationalismes*, Paris, P.U.F., 2002, p. 82.

3. R. Ogien, *L'éthique aujourd'hui. Maximalistes et minimalistes*, Paris, Gallimard, 2007.

Pour pouvoir choisir de manière autonome dans le domaine des soins et des traitements, un patient doit connaître les faits pertinents qui lui permettent de le faire. Si on lui propose un test génétique et qu'il refuse de le passer, c'est-à-dire s'il exerce son droit de ne pas savoir à cet égard, alors il se met volontairement dans l'impossibilité d'exercer son autonomie et donc de consentir ou de refuser réellement. Il a par conséquent un devoir de savoir, ce que certains auteurs ont souligné en critiquant le droit de ne pas savoir. Ainsi, Rosamond Rhodes affirme : « L'autonomie demande que nous prenions des décisions réfléchies et éclairées, sans être influencés par des émotions irrationnelles, telles que la peur de connaître des données génétiques significatives sur nous-mêmes. » Cela lui a valu la répartie suivante de la part de Jane Wilson : « Un tel raisonnement pourrait étayer un nouveau type de paternalisme où le refus d'informer un individu pour son bien serait remplacé par l'obligation qu'il soit informé au profit de son autonomie. »[1] Tristram Engelhardt, de son côté, commente : « Le droit d'être informé n'est pas une obligation d'être informé. »[2]

Du point de vue d'une conception de l'autonomie comme idéal, Wilson et Engelhardt ont tort : être libre ou autonome comporte des exigences, celle notamment d'être informé. Ce n'est pas la seule : il y a encore l'exigence de préserver sa capacité de jugement ou sa lucidité. On a donc des devoirs d'autonomie par rapport à soi-même, en plus des devoirs de bienfaisance par rapport à autrui. Par contre,

1. J. Wilson, « To Know or Not to Know ? Genetic Ignorance, Autonomy and Paternalism », *Bioethics*, 2005, vol. 5/6, p. 492-504.

2. H. T. Engelhardt, *The Foundations of Bioethics*, Oxford, OUP, 1996, p. 316 (la première édition de ce livre fondateur vient d'être traduite en français par J.-Y. Goffi, *Les fondements de la bioéthique*, Paris, Les Belles Lettres, 2015).

du point de vue de la conception du seuil, le droit de ne pas savoir demeure entier, tant qu'il est exercé par une personne qui conserve sa capacité à consentir.

Si l'on revient aux deux définitions de l'autonomie caractéristiques de la bioéthique que j'ai rapportées – et qui comme telle disent ce qui est exigible des soins de santé –, celle de Beauchamp et Childress et celle d'Emanuel, on se rend compte qu'elles concernent l'autonomie comme seuil, puisqu'il est question d'agir « librement en accord avec un projet […] choisi » et de la « capacité à élaborer une conception de la vie bonne, de vivre en conséquence et de la réviser », quel que soit ce projet, cette conception, bref, cet idéal. Cela implique peut-être quelque devoir envers soi-même ; par exemple ne pas, par son comportement, mettre en danger, même délibérément, sa capacité de décider de manière autonome – à l'image de quelqu'un qui, sachant qu'il doit prendre sa voiture, boit et met en conséquence sa capacité de conduire en danger (ce type de devoir envers soi-même me paraît être exigible même dans une conception minimaliste comme celle de Ruwen Ogien) –, mais surtout des devoirs de la part de l'institution médicale, puisque les soins ont d'abord pour fonction de restaurer l'autonomie du patient. Ce sont des devoirs de bienfaisance permettant au patient de recouvrer son autonomie, c'est-à-dire de vivre à nouveau selon son plan de vie, sa conception de la vie bonne – avec bien sûr quelques aménagements si des séquelles de santé subsistent.

LA LIMITE DES SOINS

Mais si les soins sont au service de la personne et de ses idéaux, jusqu'où faut-il soigner ? Si mon idéal est de réussir excellemment socialement dans une société ultracompétitive et que, pour cela, j'ai besoin de substances psychoactives améliorantes, de me « doper » cognitivement (*human enhancement*), le médecin doit-il me prescrire ces substances ? On objectera que cela irait bien au-delà de la restauration de l'autonomie, c'est-à-dire du seuil qui permet à chacun de mener la vie de son choix, et que, cette autonomie restaurée, c'est à la personne elle-même de poursuivre les buts qui lui chantent, et non à l'institution médicale d'y pourvoir, car elle n'est plus malade. On objectera aussi peut-être qu'aspirer à un tel idéal est même le contraire de l'autonomie, car se soumettre ainsi à la pression sociale, c'est plutôt le signe d'une hétéronomie coupable, puisqu'on se laisse dicter sa conduite par autrui (la société).

Ces objections sont pertinentes chacune à sa manière : être autonome, c'est pour quelqu'un pouvoir mener une vie de son choix par les moyens qui sont les siens, et si il peut demander l'aide d'autrui, autrui n'est pas tenu de la lui fournir inconditionnellement. Somme toute, chacun doit assumer ses choix et leurs exigences. Soigner a pour fin, je l'ai dit, de restaurer la santé des patients afin de leur permettre de poursuivre les buts qui sont les leurs ; cela signifie qu'il s'agit de garantir l'autonomie comme seuil, mais non la réalisation d'un idéal, celui de l'autonomie ou un autre. Une société libérale demande à chacun de se prendre en charge et à cet effet exige de lui une certaine *quantité* d'autonomie (le seuil qui, pour le droit, est même placé très bas, la capacité à consentir étant l'expression d'un minimum). Les soins, du moins ceux qui sont pris en charge par la société et exigibles de l'institution médicale, sont prodigués pour y aider lors de maladie ou de handicap, mais en principe pas plus : c'est leur limite.

L'IMPORTANCE DU CONTEXTE SOCIAL

S'assumer dépend néanmoins fortement du contexte, et ainsi en va-t-il de la santé et du rôle de la médecine. Tout cela évolue au rythme des changements sociaux. Les soins doivent restaurer un fonctionnement humain normal a dit Daniels, mais ce qui compte comme normal se modifie. D'abord en fonction de la demande sociale et de l'évolution des sociétés, ensuite sur le plan du rôle ou de la vocation de la médecine. Je vais développer ces deux points pour terminer.

La société contemporaine est bien différente de celle des siècles passés. La demande de compétences pointues et variées y est très forte et bien des personnes éprouvent des difficultés pour être à la hauteur des attentes de leurs employeurs ou de leurs pairs. Il en résulte un usage certes encore modeste, mais grandissant, de substances pharmacologiques dopantes, comme cela a été documenté dans plusieurs études, notamment chez les étudiants et les lecteurs de la revue *Nature* [1]. Permettre aux individus de satisfaire aux exigences raisonnables de leur entourage et de poursuivre la carrière qu'ils ont choisie lorsqu'ils n'y parviennent plus fait partie des fonctions des soins médicaux : lorsque quelqu'un souffre d'un *burn-out*, la réponse médicale est pharmacologique. Doit-il en être autrement lorsqu'il court le risque d'en souffrir parce qu'il craint de ne plus être à la hauteur ? Une telle prescription, un tel soin, sont-ils encore au service de l'autonomie ?

1. *Cf.* M. Schermer *et al.*, « The Future of Psychopharmacological Enhancements Expectations and Policies », *Neuroethics*, 2009, vol. 2, p. 75-87, B. Maher, « Poll Results : Look Who's Doping », *Nature*, 2008, vol. 452, p. 674-675. Sur la question du *human enhancement*, voir B. Baertschi, *La neuroéthique*, Paris, La Découverte, 2009, chap. 4.

Cynthia Forlini et Éric Racine, lors d'une enquête menée dans le milieu académique, relèvent qu'une grande majorité des personnes prenant des stimulants (du métylphénidate, mieux connu sous le nom de Ritaline) indiquent, lorsqu'on les interroge, qu'elles sont soumises « à de multiples formes de pressions sociales intenses d'être performantes et de réussir [...]. En conséquence, elles considèrent que leur choix de prendre des améliorants cognitifs est un choix autonome, les *causes* sociales les motivant devenant pour elles *une raison de le faire* »[1]. Une pression intériorisée constitue-t-elle réellement un acte autonome, une cause reconnue et acceptée comme telle devient-elle une raison ? On peut en douter, même s'il est vrai que toute pression n'est pas destructrice de l'autonomie, que toute influence n'est pas une contrainte, sinon, nous ne serions jamais les véritables auteurs de nos choix.

Manifestement, le seuil de performance et donc de capacité d'autonomie que la société contemporaine exige de chacun s'est élevé : pour pouvoir mener une vie de son choix, pour pouvoir poursuivre un idéal – choix et idéal en partie déterminés par l'environnement social –, il faut bien plus que la simple capacité à consentir que le droit privilégie. Comme la médecine intervient pour maintenir ou restaurer ce seuil, son rayon d'action augmente forcément. Cela ne va pas sans susciter de sérieuses perplexités. Anjan Chatterjee relève : « L'utilité d'être plus fort et plus intelligent, d'avoir moins besoin de sommeil, d'apprendre plus rapidement et de ne pas être gêné par des trauma psychiques est très claire », dans l'environnement

---

1. C. Forlini, É. Racine, « Autonomy and Coercion in Academic "Cognitive Enhancement" Using Methylphenidate : Perspectives of Key Stakeholders », *Neuroethics,* 2009, vol. 2, p. 174-175.

économique ultracompétitif que nous connaissons : « Les travailleurs plus âgés risquent d'être remplacés par de plus jeunes, vu qu'ils sont moins capables d'apprendre et de s'adapter à un environnement technologique qui change rapidement » [1]. Maintien de l'autonomie ou hétéronomie ? On a l'impression d'aboutir à une situation paradoxale où le soin, à force de se vouloir au service de l'autonomie, se découvre au service de l'hétéronomie, puisque les choix de l'individu lui sont en fait imposés par son environnement social, même s'il les fait siens. Faut-il alors privilégier le prendre soin (*care*) ? Cela ne résout malheureusement rien : s'il s'agit de tenir compte de la personne elle-même, comment répondre à sa demande lorsqu'elle désire qu'on l'aide à rester à la hauteur des attentes auxquelles elle dit vouloir satisfaire ?

Une solution serait de modifier notre conception de ces attentes : somme toute et contrairement à ce qu'il semble au premier abord, elles sont peut-être légitimes. Chatterjee a montré que les réticences que nous avons maintenant face à l'usage de médicaments améliorants (la neurologie cosmétique, comme on l'appelle aux États-Unis, pour souligner qu'il s'agit d'un usage non-médical) reproduisent exactement celles que nous avions face à la chirurgie esthétique. Or, actuellement, la correction chirurgicale de certains défauts est considérée comme une thérapie, étant donné les effets sociaux négatifs de certains traits disgracieux et elle ne soulève plus beaucoup d'objections lorsqu'elle est mise au service d'une carrière professionnelle ; elle est par conséquent conçue comme

1. « Cosmetic Neurology and Cosmetic Chirurgy : Parallels, Predictions, and Challenges », *Cambridge Quarterly of Healthcare Ethics*, 2007, vol. 16, p. 133.

au service de l'autonomie. Pourquoi alors ne pas considérer que les médicaments dopants sont au service de notre autonomie, puisqu'ils nous permettent de remplir le rôle social que nous voulons remplir ? N'est-ce pas une forme de paternalisme que de penser que c'est à la profession médicale – ou à toute autre autorité « morale » – de décider ce qui est au service de l'autonomie et de ce qui ne l'est pas, ce qui est soin et ce qui ne l'est pas ?

Si l'on poursuit cette idée, il se pourrait bien que l'image que l'on se fait du rôle de la médecine et des soins se modifie assez profondément. On considère en effet actuellement que le rôle premier de la médecine est de soigner (et si possible de guérir), mais non de répondre à toutes les demandes des patients – pensons justement aux débats sur le *human enhancement* (le dopage cognitif) ou aussi sur la « futilité », selon l'expression consacrée. Cela permet de dire ce qui relève des soins médicaux et ce qui n'en relève pas, bref, de rester dans les limites du fonctionnement humain normal, avec bien sûr quelques inévitables cas peu clairs. Dans cette optique, les buts de la médecine sont caractérisés objectivement, c'est-à-dire indépendamment des désirs et des souhaits des patients. L'évolution de notre société augmente certes, comme je l'ai dit, le rayon d'action de la médecine, mais sans que l'image qu'on en a se modifie vraiment. Jukka Varelius note cependant qu'un autre modèle fait de plus en plus concurrence à celui-ci : les auteurs « qui insistent sur la valeur de l'autonomie individuelle en éthique biomédicale sont poussés à soutenir que les buts de la médecine sont en définitive déterminés par les décisions autonomes des patients » [1]. Dans cette optique,

1. J. Varelius, « Illness, Suffering and Voluntary Euthanasia », *Bioethics*, 2007, vol. 21, n° 2, p. 82.

un médecin se doit de satisfaire les demandes de ses patients dans la mesure où ceux-ci sont autonomes au sens d'une autonomie de seuil minimale (celle qui suffit juridiquement). Il en résulte bien sûr que la palette de ce qui compte comme soins médicaux s'étoffe singulièrement, mais surtout que toute réflexion sur le fonctionnement humain normal et les idéaux de la vie bonne quitte la scène publique pour se renfermer dans la conception que chaque individu s'en fait. La vocation de la médecine n'est alors plus que d'être au service des désirs et préférences des patients qui, en fin de compte, sont des clients. Le soin et le prendre soin deviendraient ainsi des services monnayables comme les autres.

TROISIÈME PARTIE

L'ÉTHIQUE DU SOIN

TROISIÈME PARTIE

L'ÉTUDE DE SOI

PRÉSENTATION

Une réflexion éthique sur le soin médical relève de ce qu'il convient d'appeler, depuis les années 60 en Amérique du Nord, une *éthique appliquée* [1], qui ne consiste pas, pour la plupart des auteurs, à appliquer des théories morales établies, mais dans le champ médical, à examiner les actes de soin dans leur contexte particulier. Tournée vers la décision et l'action, l'éthique appliquée a le plus souvent une visée normative en ce qu'elle prescrit des règles pour l'action, voire par exemple, selon la casuistique de A. Jonsen et S. Toulmin, des règles communes pour des cas analogues [2]. Mais interroger moralement le soin suppose aussi une réflexion méta-éthique [3] – même si l'éthique appliquée est née dans les années 60 en opposition à celle-ci – qui comprend un ensemble de questions sémantiques, ontologiques, épistémologiques et psychologiques : quels sont le sens, le fondement et la valeur des jugements moraux ? Y a-t-il des vérités morales du même ordre que les vérités mathématiques par exemple ? Dans le champ du soin, les jugements moraux sont-ils universels – *toute*

1. Voir M. Marzano, *L'éthique appliquée*, Paris, P.U.F., 2008.
2. A. Jonsen, S. Toulmin, *The Abuse of Casuistry : A History of Moral Reasonning*, Berkeley, University of California Press, 1988.
3. Dont le père fondateur est G. E. Moore, *Principia Ethica*, Paris, P.U.F., 1998.

euthanasie est-elle un mal ? – relatifs au temps et à l'espace ou encore seulement particuliers, voire singuliers ? *Cet acte X par lequel le Dr. Y viserait à donner la mort au patient Z est-il acceptable ?* Quels sont les fondements d'une éthique médicale et plus précisément d'une éthique du soin ? En outre, quels rôles jouent la raison, les sentiments et les émotions dans nos jugements et nos décisions morales ? La prise de décision, face à des dilemmes moraux, fait l'objet de nombreuses études empiriques notamment en psychologie morale et a donné lieu à l'émergence durant la première décennie des années 2000 de la philosophie morale expérimentale [1].

Au sein de l'éthique appliquée, sans que les définitions de ces concepts soient univoques et reconnues de manière unanime dans la littérature, on distingue la bioéthique et souvent à l'intérieur de celle-ci l'éthique médicale et l'éthique clinique. L'éthique du soin appartient en particulier à ces deux derniers champs du fait de son objet : la relation entre le médecin (ou l'équipe soignante) et le patient. Le terme de bioéthique est apparu au début des années 70 aux États-Unis [2] et a pour objet les « problèmes nés de la recherche dans les sciences de la vie et de la santé, et des pratiques nouvelles qui en résultent » [3] : quels sont les problèmes éthiques posés par la transplantation d'organes, la pose d'un cœur artificiel ou encore le clonage reproductif

---

1. Voir notamment K. A. Appiah, *Experiments in Ethics*, Cambridge, Mass., Harvard University Press, 2008 ; R. Ogien, *L'influence de l'odeur des croissants chauds sur la bonté humaine et autres questions de philosophie morale expérimentale*, Paris, Grasset, 2011.

2. C'est en premier lieu le titre d'un livre publié aux États-Unis de Van Rensselaer Potter, *Bioethics : Bridge to the Future*, Englewood Cliffs, N. J. Prentice-Hall, 1971.

3. L. Sève, *Pour une critique de la raison bioéthique*, Paris, Odile Jacob, 1994, Avant-propos, p. 12.

humain? La bioéthique ne se limite pas au seul champ biomédical mais comprend l'éthique animale (expérimentation, préservation, etc.) par exemple. Elle se caractérise par sa pluridisciplinarité (droit, philosophie, théologie, sociologie, psychologie, sciences politiques, etc.) et par le fait qu'elle se présente comme un ensemble de discours et aussi de pratiques : enseignements, recherches, comités d'éthique, consultations dans les hôpitaux, etc.

L'éthique médicale est beaucoup plus ancienne : elle désigne les usages et les valeurs propres à la profession médicale et appartient donc à une longue tradition, dont les origines, en ce qui concerne la médecine occidentale, est la soixantaine de textes qui constitue le corpus hippocratique (ve siècle av. J.-C.) auquel appartiendrait le célèbre Serment. Parmi ces textes, tous ne sont pas rédigés de la main d'Hippocrate lui-même, en particulier le serment : certains textes auraient été écrits par les successeurs alexandrins d'Hippocrate, et seraient postérieurs de plusieurs siècles[1].

L'éthique clinique se définit enfin comme l'éthique *au chevet des patients* : tel est le sens qu'elle prend en Amérique du Nord à la fin des années 70. « L'objectif est d'aider et d'accompagner une décision difficile dans le cadre d'une situation concrète concernant un patient donné dans un contexte de soins précis »[2]. Elle n'interroge pas, de manière générale et abstraite, la nature du consentement par exemple, mais vise, face à une situation concrète complexe, à apporter un éclairage éthique et dans certains cas à aider à la prise

1. Voir J.-C. Sournia, *Histoire de la médecine*, Paris, La Découverte, 1997, p. 40 *sq.*
2. V. Fournier, « L'éthique clinique », dans *Manuel pour les études médicales*, J.-M. Mouillie, C. Lefève et L. Visier (dir.), Paris, Les Belles Lettres, 2007, p. 163.

de décision. L'éthique clinique est pratiquée souvent au sein de comités et de consultations pour la plupart pluridisciplinaires, où l'échange, le débat et l'argumentation sont au cœur de la plupart des méthodes. Il existe de nombreuses méthodes et pratiques d'éthique clinique dans le monde : éthicien isolé travaillant dans un hôpital ou équipes pluridisciplinaires, intervenant durant le processus de décision ou encore *a posteriori* et recherchant ou non à établir un consensus, etc. [1]

Faut-il parler d'éthique ou de morale du soin ? Selon leur étymologie, l'éthique (du grec « *ethikos* »), ainsi que la morale (du latin « *moralis* ») ont le même sens et signifient tous les deux les « mœurs », c'est-à-dire les usages et coutumes propres à une culture ou à une société donnée. De ce point de vue, on parlera indifféremment ici de morale ou d'éthique du soin. Mais le terme de morale a progressivement laissé sa place, durant la seconde moitié du XXe siècle, à celui d'éthique : le premier connote, de manière négative, un réservoir inerte et rigide de normes par lesquelles on juge les actions des hommes ; alors que le second signifierait au contraire la réflexion morale sur nos actions, toujours renouvelée et flexible, qui prend en compte les circonstances particulières. Dans le soin, comme partout ailleurs, le terme d'éthique est aujourd'hui privilégié et célébré : ce qui était à l'origine réservé aux professions libérales (les médecins, les avocats) s'est répandu et le nombre de professions qui se sont dotées d'un code d'éthique ou d'une charte est impressionnant. Parmi elles : les architectes, la police nationale, les psychologues, mais

---

1. Voir la synthèse éclairante de N. Steinkamp, B. Gordijn, « Ethical case deliberation on the ward. A comparison of four methods ». *Medicine, Health Care and Philosophy*, 2003, n° 6, p. 235-246.

aussi les bibliothécaires, les salariés des banques, les assistants sociaux, les experts-comptables, les détectives, les informaticiens, les fournisseurs d'accès à Internet, les diététiciens et même les médiums !

Si l'éthique désigne premièrement les mœurs, celles-ci, comme les lois, sont multiples : elles varient dans le temps et dans l'espace et force est de constater que dans le soin, la variabilité est aussi la règle. Pensons par exemple à l'interruption de grossesse reconnue péniblement en France comme un acte médical depuis la loi de 1975[1], qui continue d'être considérée comme un crime moral par certains membres de la communauté française et qui reste illégale encore aujourd'hui dans certains pays comme le Chili ou La République Dominicaine. Il semble qu'il en aille de l'éthique du soin comme de l'éthique en général : toute prétention à l'universalité n'est-elle pas illusoire ? Comme l'écrit Pascal : « Vérité au-deçà des Pyrénées, erreur au-delà. »[2] Mais le fait n'invalide pas le droit : toute prétention à l'universel est-elle illégitime ?

Le texte du médecin et bioéthicien E. Pellegrino défend une approche interne[3] et phénoménologique de l'éthique soignante : il recherche les fondements universels d'une éthique du soin dans la relation de soin elle-même et plus précisément dans l'expérience vécue de la maladie. Si les progrès scientifiques et les changements sociaux et politiques

---

1. Loi n° 75-17 du 17 janvier 1975 relative à l'interruption volontaire de la grossesse.

2. Pascal, *Pensées*, Fragment *Misère* n° 9 / 24 (n° 294 selon l'édition Brunschvicg).

3. Voir la présentation qu'en fait Jean-Yves Goffi, *supra*. Sur la thèse internaliste d'E. Pellegrino, plus complexe et profonde qu'il peut paraître, voir aussi « The Internal Morality of Clinical Medicine : A Paradigm for the Ethics of the Helping and Healing Professions », *Journal of Medicine and Philosophy*, 2001, vol. 26, n°6, p. 559-579.

ont modifié la relation entre les soignants et les patients, « la nature singulière des expériences humaines de la maladie et de la guérison » est selon l'auteur immuable. La maladie est « une agression ontologique contre l'humanité de la personne » ; elle entrave selon des degrés variables l'unité et l'identité de la personne humaine. L'*homo patiens* se caractérise par un état profond de vulnérabilité, de rupture avec soi-même et d'angoisse, qui le contraint à rechercher de l'aide auprès de ceux qui prétendent détenir les compétences qui lui permettront peut-être de guérir ou du moins de l'apaiser. C'est cette relation asymétrique, profondément inégale qui caractérise, selon l'auteur, le soin médical. Soigner implique d'emblée une obligation morale pour le soignant envers le patient et consiste en une « promesse » : faire tout ce qui est en son pouvoir pour l'aider à retrouver une certaine unité et identité. Loin de défendre un simple retour au paternalisme médical, E. Pellegrino soutient ici, en des termes assez proches de G. Canguilhem, que c'est de l'expérience « personnelle » de la maladie que doit toujours partir le soignant : « Un traitement sérieux doit être fondé sur une perception authentique de l'expérience de la maladie de cette personne » et ainsi être adapté à cette demande singulière ; le soignant doit respecter « sa conception de la santé, son système de valeur, le type et la qualité de vie qui, pour elle, en valent la peine. (…) le médecin a le devoir de protéger la capacité morale d'agir (*moral agency*) du patient, de l'améliorer même face aux vulnérabilités liées à la maladie ». Aider l'autre et respecter son autonomie morale, en partant de l'expérience singulière de la maladie de la personne, telle est l'éthique du soin défendue ici.

L'autonomie individuelle, célébrée comme un idéal moral et politique à partir de la seconde moitié du XXe siècle, sert-elle véritablement l'intérêt du patient ? Le patient ne peut-il être auteur et acteur du soin qu'en réduisant la médecine à être un service comme un autre ? « Est-il vraisemblable que les patients soient libérés lorsqu'ils sont transformés en clients tout-puissants ? »[1] C'est à ces fausses évidences que la sociologue Annemarie Mol tente de s'attaquer dans le second texte. À partir d'une étude empirique menée auprès du service de diabétologie ambulatoire d'un hôpital universitaire d'une ville de taille moyenne aux Pays-Bas, la « logique »[2] du choix et la logique du soin sont montrées comme différentes voire inconciliables : « Le soin n'est pas une transaction au cours de laquelle quelque chose est échangé (un produit contre un prix), mais une interaction dans laquelle l'action va, vient puis revient (aussi longtemps qu'il le faut). »[3] Dans cet extrait, partant de l'analyse d'une publicité pour un glucomètre, A. Mol montre comment la logique du marché tend à détruire l'essence du soin en jouant sur les désirs et les illusions des personnes malades et en leur faisant croire qu'ils sont essentiellement et qu'ils doivent rester, y compris dans la maladie, des sujets qui choisissent. Il s'agit de dépasser l'opposition entre l'autonomie et l'activité d'un côté et l'hétéronomie et la passivité de l'autre : dans et par le soin, le patient est « actif » – un acteur *flexible et tenace* qui recherche « à atteindre le maximum de santé permis par la maladie »[4] – sans être simplement un sujet

1. A. Mol, *Ce que soigner veut dire. Repenser le libre choix du patient*, Paris, Presses des Mines, 2009, p. 39.

2. Au sens de « la rationalité ou l'inspiration qui font tenir les pratiques (…) La logique nous fait regarder quelque chose que l'on pourrait aussi appeler le style, la configuration des pratiques », *ibid.*, p. 29.

3. *Ibid.*, p. 45.

4. *Ibid.*, p. 62.

qui choisit : la logique du choix est insuffisante pour penser ce qu'est le soin en réalité.

Dans le troisième et dernier texte, le philosophe Tom Beauchamp présente une synthèse claire et efficace de l'éthique « principiste » qu'il soutient et développe avec le philosophe James Childress depuis 1979 dans l'ouvrage *Principles of Medical Bioethics*, réédité sept fois depuis, et devenue une référence majeure en Amérique du Nord et en Europe. Loin de défendre une *théorie* morale sur le soin, le principisme se présente comme une « méthode » qui vise à aider les soignants, mais aussi les patients et les proches, confrontés à des situations éthiques difficiles, à en comprendre les enjeux éthiques et à prendre une décision la plus éclairée possible. La méthode défendue consiste à interroger le cas problématique à la lumière de quatre principes, aucun n'étant considéré comme premier ni absolu : le respect de l'autonomie du patient, les principes traditionnels de bienfaisance et de non-malfaisance, et le principe de justice ou de traitement équitable pour tous. Le principisme est présenté par l'auteur comme une méthode d'éthique clinique ouverte et dynamique, qui prend acte du pluralisme moral contemporain : chaque situation est unique et les principes devront toujours être « spécifiés », diversement « interprétés » et discutés au regard de la situation. L'éthique du soin consiste en une mise en balance des principes, toujours singulière et plurielle, et visant à ce que T. Beauchamp appelle ici, en référence à John Rawls, un « équilibre réfléchi » (*reflexive equilibrium*)[1] : « les quatre principes marquent le point à partir duquel le travail réel commence ». Principes et cas particuliers s'éclairent ici mutuellement dans un équilibre toujours à

1. J. Rawls, *Théorie de la justice, op. cit.*, p. 47-48.

rechercher et à renouveler. Faisant de la discussion et de la pluralité des voix le cœur de l'éthique clinique, celle-ci est résolument démocratique.

Les trois textes choisis ne représentent pas à eux seuls les différentes approches de l'éthique du soin : nous avons volontairement laissé de côté par exemple la philosophie de T. Engelhardt [1], qui interroge davantage les fondements de l'éthique biomédicale que le soin en tant que tel. Nous invitons le lecteur à enrichir son étude auprès notamment des approches casuistiques [2] et aussi herméneutiques [3], même si l'importance du *contexte*, de l'étude de cas et de la narration sont abordées, mais partiellement et sous un certain angle, par le principisme. Rappelons enfin que l'éthique du soin est présente dans chacun des textes, de la première à la troisième partie de cet ouvrage : en particulier, les éthiques du *care* [4], de manière plus ou moins explicite, dans le texte d'A. Mol mais aussi notamment ceux de C. Lefève et de F. Worms. Soigner nous place d'emblée dans la relation à l'autre et ainsi, nécessairement, dans l'éthique.

1. T. Engelhardt, *The Foundations of Bioethics*, Oxford, Oxford University Press, 1986 ; *Les fondements de la bioéthique*, trad. fr. par J.-Y. Goffi, Paris, Les Belles Lettres, 2015.

2. Voir en particulier A. Jonsen et S. Toulmin, *The Abuse of Casuistry, op. cit.*

3. Voir D. Thomasma, « Clinical Ethics as Medical Hermeneutics », *Theoretical Medicine*, juin 1994, vol. 15, n° 2, p. 93-111. Voir aussi B. Cadoré, *L'éthique clinique comme philosophie contextuelle.* Montréal, Fides, 1997 ; P. Boitte, « The Role of the Clinical Ethicist in the Hospital », *Medecine, Health Care and Philosophy*, April 1998, Volume 1, Issue 1, p. 65-70.

4. Dans la lignée des travaux de C. Gilligan, *In a Different Voice : Psychological Theory and Women's Developpment*, Cambridge, Harvard University Press, 1982.

Edmund Pellegrino

LA MALADIE ET LA GUÉRISON : QUELQUES RÉFLEXIONS SUR LES FONDEMENTS DE L'ÉTHIQUE MÉDICALE [1]

Durant cette conférence, l'accent a été mis, et à raison, sur les modifications des relations entre les médecins et leurs patients. En effet, des influences scientifiques et sociopolitiques puissantes ont modifié les attentes mutuelles de chacune des parties en présence.

Néanmoins, je mettrais l'accent sur ce qui est constant et donc immuable dans cette relation – la nature singulière des expériences humaines de la maladie et de la guérison. Suivant l'époque et le lieu, le rôle social des médecins et des patients sont définis différemment. Mais quels que soient l'époque ou le lieu, la rencontre entre celui qui est malade et qui recherche une assistance et celui qui prétend guérir ou aider à la guérison est une constante de cette relation. Nous ne pouvons pas réduire l'écart entre les

---

1. Ce texte est issu d'une table ronde : « Définir les responsabilités du changement : réconcilier les attentes », qui s'est déroulée dans le cadre de la Conférence Annuelle de la Santé de l'Académie de Médecine de New York, « Le patient et le professionnel des soins de santé : l'évolution de leurs relations » les 24 et 25 avril 1980.

attentes des médecins et celles des patients si nous ne fondons pas nos décisions sur cette réalité immuable.

Nous ne réussirons pas non plus à combler cet écart sans l'obligation morale de le faire. La législation, l'adaptation psychologique des comportements des médecins et des patients et l'éducation, peuvent être des leviers utiles et même nécessaires mais sont rarement suffisants. C'est seulement en sensibilisant toujours plus les soignants à leurs obligations morales que des relations plus authentiquement humaines peuvent être atteintes. Et cela parce que c'est la nature même de la moralité de primer sur toute autre considération.

La médecine est une entreprise morale singulière parce qu'elle est fondée sur une relation personnelle singulière entre une personne qui est malade et une autre qui prétend guérir. La maladie est un état altéré de l'existence qui résulte d'une agression ontologique contre l'humanité de la personne qui est malade. Guérir, c'est une action commune qui vise à réparer les anomalies provoquées par cette expérience de la maladie. L'authenticité morale de cet acte de soin est ainsi mesurée par la complétude avec laquelle il remédie à cet état altéré de l'existence qu'est la maladie. Par conséquent, l'éthique médicale est fondée sur une conception philosophique de la relation de soin (*healing transaction*).

L'EXPÉRIENCE DE LA MALADIE

Pour l'homme technologique, la maladie est une expérience instamment plus douloureuse que pour ses ancêtres. Elle s'introduit dans la frénésie de son travail et de ses plaisirs et lui rappelle que l'immortalité est toujours une illusion. Pour chaque maladie que la science éradique, une nouvelle prend sa place, telle une sorte d'hydre perverse, pour nous rappeler la fragilité ultime de notre existence. Parce que nous avons vaincu de si nombreuses maladies, il est plus difficile que jamais d'accepter la maladie qui nous attaque aujourd'hui. L'expérience de la maladie est beaucoup plus terrifiante, beaucoup plus invalidante – de l'ordre de l'absurde – pour l'homme moderne qu'elle n'a jamais été pour ses ancêtres moins compétents sur le plan technologique.

Pour l'homme de foi, la maladie peut avoir une signification et une justification transcendantales. Néanmoins, même le croyant est aujourd'hui gagné par l'esprit dominant et est blessé et bouleversé quand il tombe malade. Pourquoi moi ? Pourquoi maintenant ? Qu'ai-je fait pour mériter cela ? S'ils interprètent peut-être différemment l'expérience de la maladie, le non-croyant comme le croyant perçoivent tous deux la maladie comme une atteinte à la personne, une blessure de leur humanité.

La maladie contraint à un changement des états existentiels. Elle pousse l'homme au contact de la réalité de la *via dolorosa* que nous devons tous traverser tôt ou tard. En donner uniquement une définition médicale – une aberration concrète biologique ou psychosociale – c'est la définir partiellement. C'est la perception du changement des états existentiels qui forme l'expérience centrale de la maladie – la perception de l'affaiblissement et le besoin de retrouver son intégrité, d'être soigné, guéri ou pris en charge. Cette perception est personnelle et unique parce que la santé et la maladie ont une signification différente pour chaque personne.

Lorsque nous avons adapté nos objectifs à l'écart qui sépare nos faiblesses déjà expérimentées de nos aspirations, nous sommes dans un état d'équilibre, nous nous sentons en bonne santé. La santé est un état d'ajustement, défini en termes différents par chaque personne. La maladie bouleverse brutalement cet équilibre. C'est une irruption capricieuse non désirée, non recherchée qui requiert un nouvel équilibre – qui peut être radicalement différent du précédent. Cela peut signifier la perte de l'image de soi, de l'identité, ou de l'existence elle-même. La personne malade devient *homo patiens* – un patient – une personne qui porte le fardeau de la détresse, de la douleur et de l'angoisse – une personne mise de côté, une personne blessée de manière particulière.

L'unicité de la maladie au sein des expériences humaines est enracinée dans cette agression ontologique contre l'unité de l'être de celui qui est malade. La rupture de l'unité que nous expérimentons habituellement entre le moi et le corps – faisant face au monde et aux autres et interagissant avec eux en ne faisant qu'un – est un aspect de cette attaque.

La maladie interpose le corps – ou l'esprit – entre le moi et la réalité ou notre perception de la réalité. Le corps a mal, il souffre d'une incapacité ou d'un dysfonctionnement qui n'en fait plus l'instrument au service volontaire du moi. Il entrave les choix et les actions ; il n'est plus au service d'une finalité transcorporelle : le travail, le divertissement, le plaisir. Le corps se retrouve alors face au moi, il réclame d'être servi – de prendre le rôle principal. Il se retrouve en opposition au moi quoique toujours partiellement inséparable du moi.

Pour la personne malade psychologiquement, la rupture de l'unité ontologique peut être plus subtile et plus profonde.

La psyché ou l'esprit s'interpose tel un obstacle entre le moi et le corps. Les fractures résultantes de l'unité de la personne sont plus profondes et plus complexes. Bien sûr, même lorsqu'il ne s'agit vraisemblablement « que » d'une maladie corporelle, ces oppositions entre le corps, le moi, l'esprit, et le monde extérieur se produisent également à des degrés variés. Ce qui est essentiel à notre préoccupation actuelle c'est que la maladie – qu'elle soit corporelle, psychologique, ou les deux, comme c'est généralement le cas – attaque l'unité fondamentale de l'être associé à l'état que nous percevons comme la santé.

En outre, la maladie érode l'image que nous avons construite au fil des ans, souvent péniblement, de nous-même et de notre monde. Cette image, c'est notre effort personnel pour harmoniser nos faiblesses et nos points forts. C'est notre définition personnelle de notre situation par rapport aux autres et au monde, notre relation particulière au travail, au jeu, ou au salut. Cette image est laborieusement construite et délicatement équilibrée en fonction des exigences changeantes de la vie. Elle doit être modulée subtilement dans presque toutes les rencontres humaines. La maladie menace cette image de soi minutieusement façonnée. Elle oblige à une réévaluation radicale ; elle suscite de nouvelles craintes et ranime d'anciennes inquiétudes.

Personne n'a mieux saisi que Ortega y Gassett que chacun de nous est engagé dans un projet personnel – pour modeler notre propre vie indépendamment des circonstances dans lesquelles nous nous trouvons. Chaque personne se confronte aux réalités de sa situation particulière et l'humanise, pour atteindre son équilibre. « En bref, la réabsorption de la circonstance est le destin concret de l'homme. *[1] »[2]. La maladie nous entraîne dans le sens inverse, vers l'absorption de l'homme par la circonstance. Soigner c'est tenter de trouver un nouvel équilibre, pour retourner dans la voie de notre projet personnel.

Ces crises ontologiques doivent être affrontées dans un état existentiel particulièrement vulnérable. Dans la maladie nous perdons la plupart des libertés que nous associons ordinairement avec le fait d'agir pleinement comme des personnes humaines. L'*Homo patiens* est entravé dans ses choix rationnels et personnels parce qu'il ne comprend pas ce qui ne va pas, comment cela peut être guéri, si seulement cela peut l'être, quel sera l'avenir, ou si celui qui prétend guérir en est effectivement capable. La personne malade n'a pas les connaissances ou les compétences requises pour guérir sa propre maladie physique ou mentale, ou pour soulager sa douleur ou son angoisse. Sa liberté d'agir comme une personne est sévèrement compromise. Elle peut même ne pas être en

---

* Expression originelle traduite directement de l'espagnol : « La reabsorción de la circunstancia es el destino concreto del hombre. » Dans ce texte, nous traduisons « heal » par soigner, « cure » par guérir, « healing act » par acte de soin et « Healing relationship » par relation de soin. « Healing transaction » est également traduit par « relation de soin ». Pour garder toute la précision du texte initial, l'usage de cette dernière expression est indiqué entre parenthèses lorsque c'est le cas. [N.d.T.]

1. J. Ortega y Gasset, *Meditations on Quixote*, with notes and introduction by J. Marias, trans. by E. Rugg, D. Marin, New York, Norton, 1963, p. 45, see also notes 7 and 36.

2. J. W. Dixon Jr., « Ortega and the redefinition of metaphysics », Cross Currents 29, p. 281-299 ; *The Implications of this view of the philosophical foundations of medical morality are more extensively* discussed *in* E. D. Pellegrino, *Humanism and the Physician*, University of Tennessee Press, 1979, and in a forthcoming book, E. D. Pellegrino, and D. Thomasma, *Philosophical Basis of Medical Practice*. Oxford University Press.

mesure de refuser un médicament quand elle est victime d'un trauma important, d'une douleur, d'un choc, ou d'un coma.

À moins qu'il ne désire ignorer sa maladie ou se fier pleinement à ses propres pouvoirs de guérison, il doit rechercher l'aide d'une autre personne. La personne malade est condamnée à une relation d'inégalité avec celui qui prétend guérir. Car le guérisseur prétend posséder précisément ce dont manque le patient : la connaissance et le pouvoir de soigner. La relation soignant – soigné est donc intrinsèquement une relation inégale, dans laquelle le patient entre dans un état particulier de vulnérabilité et d'humanité blessée que l'on ne retrouve pas dans les autres états humains de dénuement et de vulnérabilité.

Il est entendu que les pauvres, les prisonniers, les esseulés et les exclus sont aussi privés de la pleine expression de leur humanité. À tel point que dans ces conditions, ces hommes peuvent désirer que la mort vienne les libérer. Personne sauf les saints ne recherche la maladie comme la route vers la libération. Aucune autre privation ne contient cette dissolution de la personne si intime qu'elle met à mal la capacité de gérer toutes les autres privations. Le pauvre homme peut toujours espérer un revirement de fortune, le prisonnier une grâce, l'esseulé un ami. Mais la personne malade reste diminuée même lorsqu'elle est libérée de ces autres freins au libre exercice de son humanité.

Même lorsque quelqu'un est « guéri », l'expérience de la maladie laisse son empreinte. Le corps et le moi ne seront plus jamais tout à fait aussi confortablement unis et cela parce que la personne qui a été malade reconnaît qu'à tout moment son corps ou son esprit peut entrer à nouveau en opposition avec son moi. La preuve de la mortalité de l'homme s'éprouve dans l'expérience de la maladie d'une façon jamais éprouvée pour autrui, même dans la maladie et la mort de quelqu'un que nous aimons.

Par conséquent, l'*Homo patiens* est donc un homme dans un état altéré : blessé, vulnérable, ayant besoin d'aide, et souffrant d'une angoisse particulière qui doit être traitée de façon adéquate dans une relation de soin authentique impliquant d'autres êtres humains. C'est cela qui définit la relation de soin – entre l'*homo patiens* et ceux qui prétendent rétablir son unité. Un traitement sérieux doit être fondé sur une perception authentique de l'expérience de la maladie de *cette* personne. Il doit viser à réparer les attaques spécifiques de la maladie menées sur l'humanité de celui qui est malade.

LES OBLIGATIONS DU SOIGNANT

Ce sont les besoins qui découlent de l'expérience de la maladie de *cette* personne qui doivent être à la source de l'éthique professionnelle de ceux qui prétendent guérir. Leurs obligations morales sont enracinées dans la phénoménologie de la maladie parce que l'expérience de la maladie suscite des attentes chez celui qui est malade. Ces attentes deviennent des promesses chaque fois qu'un professionnel se présente à la personne qui est malade et lui propose son aide. Cette promesse d'aide définit la nature de chaque acte de soin et en définit les conditions pour un soin réussi, même lorsque la guérison n'est pas possible. Soigner c'est « rétablir l'unité » et cela implique d'affronter les biais par lesquels la maladie blesse l'humanité de celui qui est malade et d'y remédier.

C'est précisément ce qui est promis lorsque le soignant déclaré se présente à la personne souffrante. Il assure qu'il a un savoir et des compétences authentiques, une expertise ; qu'il les mettra au service du patient et agira dans l'intérêt supérieur de ce dernier. C'est la véritable signification de l'acte de pro-fession – une promesse faite à un homme en tant qu'*Homo patiens*. Cet acte délibéré de la part du soignant signifie la volonté de rendre cette promesse authentique.

Aujourd'hui les patients et les médecins semblent de plus en plus en porte-à-faux sur ce qui constitue l'authenticité de la relation de soin. Les médecins n'arrivent souvent pas à comprendre ce que le patient entend par promesse de soin et les patients n'arrivent souvent pas à comprendre la promesse telle que l'entend le médecin. Les médecins semblent s'acheminer vers un sens restreint de la promesse, mettant en avant l'expertise technique alors que les patients recherchent la compétence technique plus une aide compatissante quant à l'expérience de la maladie vécue comme une agression de la personne.

Cet écart promet de se creuser à l'heure où la spécialisation augmente et où les demandes d'expertise deviennent plus pressantes. Plus l'écart se creuse, plus on s'éloigne de ce qu'on exige d'une relation de soin authentique fondée sur l'expérience de la maladie. Plus forte aussi sera l'envie des patients de rechercher des alternatives au « modèle médical ». Surgit alors le danger opposé de perdre les bénéfices de l'expertise scientifique.

Un équilibre entre compétence et compassion – interprété ici comme la capacité à *ressentir* quelque chose de l'expérience de la maladie *avec* le patient – doit être trouvé. La promesse implicite dans l'acte de pro-fession, la promesse du soignant, et l'attente du patient qui découle de cette promesse, peuvent coïncider seulement si l'agression de la maladie sur la personne du patient est pleinement comprise et qu'on y remédie. J'ai suggéré par ailleurs que dans la médecine contemporaine, cette coïncidence est possible seulement si on répartit les rôles entre le généraliste et le spécialiste [1]. Néanmoins, le spécialiste comme le généraliste doivent comprendre – l'un dans une sphère plus étroite, l'autre dans une sphère plus large – les exigences d'une relation de soin pleinement authentique.

Quelles sont ces exigences telles qu'elles émergent de l'expérience de la maladie et de la promesse implicite de celui qui prétend soigner ? À l'évidence, l'expertise doit être présente ou alors la relation commence sur un mensonge qui l'abîme irrémédiablement. Cependant si l'expertise est nécessaire, elle n'est pas une condition suffisante. Elle doit être déterminée à chaque étape par les finalités des actes de soin, par le bien de la personne qui est malade – son bien physique, bien sûr, mais aussi sa conception de la santé, son système de valeur, le type et la qualité de vie qui, pour elle, en valent la peine.

Par conséquent, le médecin a le devoir de protéger la capacité morale d'agir (*moral agency*) du patient, de l'améliorer même face aux vulnérabilités liées à la maladie. Le médecin a l'obligation, au regard des possibilités liées à la situation clinique, d'aider le patient à retrouver, autant que possible les libertés perdues du fait de la maladie. Toutes les informations nécessaires pour pallier le manque de connaissance au sujet de la maladie doivent être dévoilées : ce qui ne va pas, le degré de gravité de la maladie, ce qui peut être fait, ce qui devrait être fait, combien de temps et d'argent cela prend, l'inconfort que

1. E. D. Pellegrino, *Plus la Change : The changeless, the changing, and the unchangeable in the healing relationship. Proc. 125th Anniversary, Medical School at Queens*, Kingston, Ontario, October 18, 1979.

cela entraîne, quelles alternatives existent, la capacité propre du médecin à traiter cette maladie.

Le patient doit être assisté autant qu'il le désire, à faire des choix conscients et à agir ainsi en tant que personne plutôt que de devenir l'objet de manipulations techniques.

Réduire le fossé de l'information constitue le premier pas essentiel afin d'améliorer la capacité du patient à agir comme une personne humaine dans la relation de soin. Il doit viser un consentement moralement valide, une décision commune entre le patient et le médecin sur la marche à suivre. Dans cette perspective, le consentement est un sentiment et une connaissance commune de ce qui doit être fait, et c'est aussi est une obligation morale qui découle des expériences particulières de la maladie. Seul ce consentement moralement valide assure au patient le droit de déterminer ce qui doit advenir de son corps et quelle sorte de vie il désire vivre.

Une objection fréquente est de dire que cela pourrait faire du mal au patient de connaître la nature de sa maladie quand elle est grave ou qu'elle met sa vie en danger. Il y a peu de données cliniques pour soutenir une telle assertion, mais même à supposer qu'elles existent, cela n'entacherait pas la plus grande obligation de respecter la capacité morale d'agir du patient laquelle, parce qu'elle est d'ordre moral, transcende toute autre considération.

Seul le patient, ou son représentant, peut modifier ces obligations ou en libérer le médecin. Si le patient préfère ne pas savoir, soit qu'il est trop malade, trop désorienté ou trop peu instruit, lui ou son représentant peuvent demander au médecin de décider. Le médecin a alors un mandat clair pour assumer la capacité morale d'agir du patient. Néanmoins le médecin ne doit pas assumer cette obligation précipitamment pour gagner du temps ou s'éviter des complications. Le patient a le droit à une vraie chance de décider à quel degré il tient à participer à sa propre guérison.

Rien de tout cela ne dispense le médecin de dire ce qu'il estime être la décision bonne et légitime pour autant qu'il veuille d'abord répondre à la nécessité de réduire le fossé de l'information. Lorsque le patient est gravement malade ou bien incompétent et qu'il ne peut pas participer à la décision ou quand personne n'est présent pour agir en tant que représentant, le médecin doit faire ce qu'il pense être le mieux. Même dans ce cas, tous ses efforts doivent tendre à faire ce qui est mieux pour ce patient-là en particulier, et non pas ce qu'il ferait pour lui-même ou pour sa famille s'il se trouvait dans la même situation.

Quand ils traitent avec les familles et d'autres représentants, les médecins ont la tâche infiniment délicate de s'assurer que le représentant agit réellement dans le plus grand intérêt du patient. La promesse du médecin est faite au patient, non au représentant, à la famille, ou aux tribunaux. Quand le patient est pleinement compétent, le médecin ne peut pas se soustraire à l'obligation de parler avec le patient en « réservant à la famille » le diagnostic et le pronostic. L'expérience de la maladie est personnelle ; elle ne peut pas être « ressentie » par quelqu'un d'autre, même si ce quelqu'un est un membre très aimé de sa propre famille. Seulement si le patient demande consciemment au médecin de le faire, ce dernier peut alors prendre la décision d'entrer en relation avec les autres.

Des règles générales de conduite morale de la persuasion sont quasi impossibles à élaborer. Savoir où se situe la frontière entre la persuasion légitime et la coercition subtile est une question variable selon chaque patient. Le médecin doit trouver le juste équilibre pour *ce* patient entre la liberté qui pourrait éventuellement être autodestructrice et la coercition qui pourrait perturber une décision humaine. Le médecin doit réfléchir à la nature existentielle et ontologique de la maladie et de ses propres actes de soin pour sentir quand et quel degré de persuasion est moralement défendable ou ne l'est pas. Ce qui compte le plus c'est sa volonté d'accepter cette obligation morale de permettre au patient de choisir. Son comportement doit être tellement neutre qu'il ne doit pas indiquer ce qu'il considère comme son propre choix. Cependant, rester sans rien faire quand le patient fait un choix manifestement mauvais sans faire le moindre effort de persuasion est une forme d'abandon. Ainsi, ce qu'il convient d'éviter, c'est que la persuasion ne devienne de la coercition à cause d'une présentation des faits subtilement biaisée ou incomplète, ou en substituant les valeurs du médecin à celles du patient.

Un consentement moralement valide est le moyen d'expression de la capacité morale d'agir du patient. Le consentement légal est une protection uniquement contre les violations du consentement les plus flagrantes. Il ne peut se substituer à la mesure sensible de la capacité morale d'agir du patient que de bonnes bases en éthique médicale garantissent. C'est cela précisément, la préservation de la capacité morale d'agir du patient face à la vulnérabilité de cette capacité d'agir dans l'expérience de la maladie, qui constitue le fondement nécessaire de l'éthique professionnelle.

C'est aussi le fondement approprié de l'éthique sociale de la médecine – les obligations du médecin vis-à-vis de la société, les obligations des institutions à ceux qui sont malades, et les obligations qui engagent les décisions collectives dans les soins de santé.

L'ÉTHIQUE SOCIALE DE LA MÉDECINE

Aujourd'hui les médecins sont soumis à une pression toujours plus forte afin qu'ils deviennent des instruments de la politique sociale et même de la politique économique. Dans un sens plus large, cela peut signifier un appel à un plus grand souci d'équité dans la distribution des services, un appel à éviter les horreurs d'une guerre nucléaire ou à stopper les ravages des risques environnementaux ou professionnels. Sur de tels sujets, le médecin en tant que citoyen et expert de la santé a un rôle légitime et essentiel à jouer, qui n'entre pas en conflit avec les obligations de soin des patients en tant qu'individus.

Néanmoins, des conflits considérables se produisent lorsque les médecins sont sommés de prendre en compte des considérations sociales et économiques dans leurs décisions cliniques. Ils ne peuvent se désigner eux-mêmes juges de l'utilité sociale ou de la valeur de la vie d'un adulte atteint d'un mal incurable, d'un enfant porteur d'une malformation ou d'un enfant déficient intellectuellement. Quand il accepte de s'occuper de ce patient, le médecin doit avoir le bien-être du patient à l'esprit. Autant que possible, ce bien doit correspondre à la définition qu'en a le patient et non pas à la définition qu'en a la société ou le médecin. C'est seulement en étant sensible aux fondements de l'éthique médicale ancrés dans l'expérience de la maladie et à la promesse qu'il fait au regard de cette expérience que le médecin apporte une réponse morale aux conflits entre le bien du patient et le bien de la société.

Les médecins qui se sentent forcés moralement de se faire les instruments d'une politique sociale ou économique ou qui désirent imposer leurs évaluations personnelles de la qualité de vie de leurs patients doivent l'annoncer à l'avance et recueillir le consentement du patient pour le faire. Ne pas le faire c'est violer la capacité morale d'agir de la personne malade et c'est indéfendable.

Cela ne veut pas dire que les considérations de coût, de fardeau pour la famille, et de souffrance pour le patient ne sont pas importantes. Dans des circonstances clairement définies – quand il est certain que le patient est atteint d'une maladie incurable, que la mort est imminente, et que la seule chose qui tienne le patient en vie c'est l'intervention du médecin – si le patient ou la famille ou d'autres représentants y participent pleinement, les décisions peuvent prendre en compte le coût ou les dépenses et l'impact sur la famille. Mais même dans ce cas de figure, la décision est prise dans l'intérêt de *ce* patient et de *cette* famille – ceux à qui le médecin a fait sa promesse, et non à la société.

Un hôpital ou tout autre organisme de santé, comme le professionnel de santé en tant qu'individu, fait aussi une promesse à ceux qui sont malades simplement par le fait de se présenter à la communauté comme étant un hôpital. Ce faisant, il déclare qu'il placera ses ressources au service de ceux qui en ont besoin et qu'il agira pour leur bien. En un certain sens, il devient un agent moral en interaction avec un autre agent moral – le patient.

Par conséquent, l'hôpital a les mêmes obligations que chaque médecin : prendre en compte la souffrance ontologique et empirique qu'apporte la maladie, remplir les obligations liées à l'inégalité inhérente de la relation de soin, préserver l'intégrité de la capacité morale d'agir de la personne qui est malade. De telles obligations lient le personnel, l'administration, le Conseil d'Administration de différentes manières et selon des degrés variés difficiles à délimiter précisément à ce stade.

On peut dire exactement la même chose des membres de toutes les équipes soignantes auprès des patients –qu'elles soient officielles ou officieuses – qui prennent collectivement des décisions cliniques pour chaque patient en particulier. Les membres de l'équipe participent d'une même promesse collective et chacun partage cette obligation de rendre cette promesse authentique. L'obligation lie les membres de l'équipe à des degrés différents, relatifs à leur proximité avec la décision clinique et à l'autorité dont ils sont investis dans l'équipe. L'élaboration d'une théorie morale collective ainsi que sa diffusion dans les équipes est l'une des tâches les plus urgentes de la bioéthique aujourd'hui [1].

Les gouvernements et les sociétés également, s'ils se prétendent pleins d'humanité, ont des obligations qui découlent de la nature de la maladie dans les êtres humains. La santé peut être placée après les autres besoins humains par des décisions économiques quand les ressources sont limitées. Mais la nature de l'expérience de la maladie, son universalité, ses agressions uniques de l'humanité des personnes atteintes, et le caractère essentiel de la santé pour jouir de tous les autres biens humains – tout cela impose des obligations particulières à tout gouvernement qui se dit concerné ou civilisé ou qui prétend servir ses administrés.

Dans le cas des décisions collectives d'un gouvernement, les questions sont bien plus complexes et encore moins bien étudiées que dans le cas des équipes soignantes. Généralement, seules les fautes morales les plus grossières sont relevées. Et pourtant les gouvernements sont des

---

1. E. D. Pellegrino, L. Newton (eds.), « Collective morality of health care decisions », J. Med. Phil., Dordrecht, Reidel, Scheduled for publication June 1981.

agents moraux au sens collectif, faisant des promesses et suscitant des attentes en conséquence. Ceux qui exercent les pouvoirs de gouvernement font parfois référence à leurs obligations légales mais quasiment jamais à leurs obligations morales dans le cadre de la prise de décisions collectives. La maladie et la guérison sont si fondamentalement ancrées dans la condition humaine que les gouvernements, eux aussi, doivent examiner les obligations morales qu'ils contractent quand ils promettent de répondre aux besoins médicaux et sanitaires. Ils font un acte de profession, tout comme le fait un professionnel de la santé, une équipe soignante, ou une institution et doivent répondre de leurs actes (*healing transactions*) sur le plan moral plus strictement que ce que la loi ou l'opinion publique peuvent garantir à elles seules.

ANNEMARIE MOL

« CLIENT OU PATIENT ? » [1]

La logique du choix se manifeste sous diverses formes, l'une d'elles s'articulant dans le marché [2]. En matière de soins de santé, les patients y sont décrits comme des « clients » : ils achètent leurs soins et les paient en monnaie sonnante. De ce fait, personne n'attend d'eux de reconnaissance car il ne s'agit pas d'un cadeau bienveillant ni d'un acte gratuit. Au contraire, le langage du marché permet de dire que les patients doivent en avoir pour leur argent, et que l'offre de soins doit s'adapter à leur demande. La logique du choix suggère qu'à partir du moment où l'offre est déterminée par la demande, les soins seront finalement

1. A. Mol, *Ce que soigner veut dire*, Presses des Mines, 2009, chap. 2, p. 39-48 et p. 61-62.

2. Bien entendu, les marchés se présentent sous diverses formes et dimensions. Le marché (simplifié !) auquel je me réfère ici est celui qui est à la fois articulé et co-construit par la théorie économique néo-classique. Pour une sociologie du marché qui n'avalise pas l'économie néo-classique pour décrire son objet, mais la met plutôt en question, voir M. Callon (ed.), *The Laws of the Market*, London, Blackwell, 1998. Plus encore, le raisonnement en termes de marché n'est pas la seule forme « d'économisation » possible. Il en existe bien d'autres, fondamentalement différentes, comme l'idéal de rentabilité du travail. Voir M. Ashmore, M. Mulkay, T. Pinch, *Health and Efficiency. A sociology of health economics*, Milton Keynes and Philadelphia, PA, Open University Press, 1989.

adaptés aux patients. Dans le marché, ce sont eux qui choisissent. Mais est-il vraisemblable que les patients soient libérés lorsqu'ils sont transformés en clients tout-puissants ? C'est la question explorée dans ce chapitre. Je n'examinerai pas toutes les implications du marché. Laissons de côté la problématique délicate du financement des soins de santé ainsi que le rôle des compagnies d'assurance. Passons sur les avantages et les inconvénients de telle ou telle combinaison entre régulation publique et dispositions du marché. Je ne développerai pas non plus les bonnes idées que les institutions soignantes pourraient emprunter aux banques, commerces ou hôtels (améliorer l'accueil, planifier les rendez-vous nécessaires en un même jour, proposer des heures de visite plus flexibles, etc.). Je me concentrerai plutôt sur ce qui se passe dans le cabinet de consultation. Dans ce contexte, le patient est-il vraiment un consommateur empressé de faire un achat ? Ou plus exactement : qu'arrive-t-il si nous définissons le patient dans ces termes-là ? Avec ce langage, quelle vision se met en place, qu'est-ce que cela fait exister ? Pour aborder ces questions, je partirai d'une image. Je l'ai trouvée dans *Diabc*, un mensuel néerlandais destiné aux diabétiques. La page ne fait pas partie du contenu rédactionnel, c'est une annonce publicitaire. Elle a attiré mon attention. La société qui a produit cette publicité m'a aimablement donné la permission de l'utiliser dans le cadre d'une analyse critique – ce dont je lui suis reconnaissante (j'ai ôté le texte qui contenait ses coordonnées). Regardez-la, c'est une belle image, De beaux jeunes gens marchent en montagne. Le glucomètre EuroFlash suspendu au-dessus d'eux, plus grand que nature, est tout aussi avenant. Un double sens est contenu dans le jeu de mots « perfect in vorm » : bleu et compact, l'appareil est « de forme parfaite », et la personne qui vient de l'utiliser est « en parfaite forme », puisque le

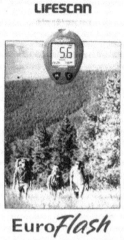

résultat indique 5,6 (mmol/l)[1]. Pour les experts (et les lecteurs de Diabc auxquels s'adresse ce message sont sans nul doute des experts), ces chiffres évoquent un taux rassurant. Les associations positives mises en œuvre devraient en fin de compte – c'est bien l'objectif de la publicité – attirer vers la marque LifeScan de nombreux clients. Pour tirer des profits dc l'EuroFlash, la société compte peu sur les ventes de l'appareil en lui-même mais plutôt sur les tigettes de test nécessaires à son utilisation. Chaque fois qu'un client potentiel mesurera son taux de

---

1. Sur mon lieu d'observation, l'unité de mmol/l était la plus communément utilisée pour la glycémie et je l'ai conservée dans ce livre. Ailleurs, on utilise le mg/dl. Si vous peinez à faire une rapide conversion d'une unité vers l'autre, imaginez alors ce qu'il en est si vous avez le diabète et que vous voyagez vers un pays où l'usage est différent. Une difficulté encore renforcée car en plus des unités de glycémie, les doses d'insuline ne sont pas non plus présentées de façon universelle : les standards varient d'un pays à l'autre.

glycémie, il aura besoin d'une tigette réactive. Ces tigettes coûtent environ 1 euro pièce et sont adaptées à un lecteur spécifique. Les tigettes EuroFlash ne peuvent être insérées que dans l'Euroflash. Il y a beaucoup d'argent en jeu dans ce marché[1].

Cependant, je ne me préoccuperai pas d'argent maintenant, ni des avantages et désavantages particuliers de tel glucomètre par rapport à un autre. Je n'ai pas effectué de recherche comparative sur les glucomètres et n'ai rien à déclarer à propos de leurs qualités respectives. Ma question initiale reste : qu'est-ce qui s'enclenche dès qu'une firme s'adresse aux patients en tant que clients ? Que devient la maladie ? Et quelle est la différence avec le rapport qui s'instaure lors d'une consultation ? Pour cela, je vais comparer le glucomètre que nous avons observé dans la publicité avec celui que l'on trouve dans les consultations quotidiennes de diabétologie ambulatoire.

PRODUIT OU PROCESSUS

C'est un fait, les publicités n'imposent rien à leurs clients potentiels, elles proposent un choix : « Voici l'EuroFlash, le voulez-vous ? » Comme client, vous n'êtes pas dans une position passive, mais bien actif, orientant

---

1. L'argent est de toute évidence un élément important dans les pratiques de soin de santé. Le mettre entre parenthèses n'est pas anodin, C'est encore une simplification qui use à extraire la logique du soin des pratiques complexes. Mais remarquons tout même que, pour faire des économies et alléger les coûts, le marché n'est pas mieux adapté que la logique du soin. Au contraire, car le soin ne répond pas à tous les désirs, sans limite ; il ajuste les éléments signifiants d'une situation, les uns par rapport aux autres. Que l'argent soit une denrée limitée constitue l'un des éléments signifiants dans nombre de situations que le bon soin prendrait en compte.

votre propre choix. Au sein des marchés, l'offre ne s'accorde-t-elle pas à la demande ? Les consommateurs ont toujours raison. Mais décider est une lourde responsabilité. La critique a souvent été faite : « le patient devenu client » est livré à son propre sort. Imaginez-vous assis sur le canapé du salon, avec votre exemplaire du Diabc sur les genoux. Le magazine regorge de publicités pour des glucomètres aux promesses lénifiantes. Lequel choisir ? Dans la pratique des soins, le choix du glucomètre approprié est une tâche qui est traditionnellement dévolue à l'infirmière de diabétologie. Elle sait que les personnes jeunes préfèrent un dispositif facile à transporter, que l'on emmène partout avec soi, alors que ce type de glucomètre compact et élégant ne convient pas aux patients plus âgés qui manipulent difficilement des touches et des éléments de petite taille. Elle s'intéresse à l'intervalle de temps écoulé entre l'insertion de la tigette et l'apparition du résultat, et elle vérifie si l'écran digital est facile à lire. Si un avantage ou un inconvénient de l'appareil lui a échappé, elle l'apprend bien vite de la bouche de ses patients. En tant que professionnelle, elle voit de nombreux patients, et elle collecte les expériences des uns pour les transmettre aux autres. Alors, serait-ce justement là la différence entre la logique du choix et la logique du soin : dans le marché, les clients peuvent activement faire un choix mais doivent l'assumer seuls, tandis que la pratique des soignants fournit aux patients un instrument adapté précisément à leurs besoins ? Non, la réponse est plus complexe. Lors de la consultation, il s'agit tout de même de choisir et pour ce faire, l'infirmière demande au patient : « Qu'est-ce qui est important pour vous ? » ; « Que vous faut-il ? » Ce que le patient veut est bien pertinent. Inversement, les patients-clients ne sont pas nécessairement seuls. Ils peuvent s'organiser. Comme tout autre groupe de consommateurs, les patients peuvent faire tester leurs produits, et partager leurs expériences et leurs témoignages sans l'intermédiaire de professionnels de la santé. Collectivement, ils acquièrent ainsi une connaissance pointue des produits qui leur sont destinés, ils font des sites web et des magazines spécialisés qui, en distillant une information bien documentée, rendent moins crucial le conseil du professionnel. C'est bien l'une des innovations créatives qui accompagnent le marché : rassemblés en groupes de consommateurs, les patients peuvent s'épauler les uns les autres dans leurs choix. Cependant, faire le choix d'un modèle de glucomètre en particulier n'est pas suffisant, En tant que patient-client, vous devez apprendre à utiliser votre nouvel appareil. Ici, l'infirmière spécialisée en diabétologie refait son apparition. « Regardez Madame Jansen, vous devez piquer avec ceci, cette aiguille. Tenez-la comme ça, voilà, comme ça, et maintenant piquez ici, sur le côté de la pulpe de votre doigt, jamais sur le dessus, mais sur le côté. Juste là. Voulez-vous essayer maintenant ou voulez-vous que je le fasse d'abord une fois, pour que vous puissiez sentir ? Cela ne fait pas mal, ne vous inquiétez pas ». Et ainsi de suite, Comment appliquer la goutte de sang extraite sur la tigette ; comment placer la tigette dans l'appareil, comment transcrire les résultats dans un carnet de notes, comment réagir face aux résultats. Quand la publicité présente le glucomètre comme un produit autonome, tout ce processus d'apprentissage demeure dans l'ombre. Cela ne trouble pas pour autant les lecteurs de Diabc susceptibles d'acheter un EuroFlash : il y a longtemps déjà qu'une infirmière en diabétologie leur a montré comment utiliser le lecteur de glycémie. Il n'en reste pas moins troublant que cet appareil soit présenté comme un produit séparé, désolidarisé du processus de soin dans lequel il s'intègre. Qu'est-ce à dire ?

L'annonce pour l'EuroFlash essaie de vendre un appareil sans mentionner l'encadrement nécessaire à son utilisation. Pourtant, cet escamotage ne semble pas inhérent au marché. Si une société comme LifeScan élève l'appareil au rang d'un produit vendable, sans référer au travail effectué par les infirmières, c'est le fait d'une coïncidence historique, un reflet de la manière dont les soins de santé sont organisés dans nos régions : actuellement, un appareil devient plus facilement une marchandise que les bons conseils d'une infirmière. C'est à cause de cela que LifeScan a commercialisé l'EuroFlash comme un produit fini et complet. Mais l'économie des dernières décennies a largement démontré que les services aussi peuvent être mis sur le marché. Ce sont des produits très lucratifs en tant que tels, et plus encore, de nombreux articles se vendent mieux s'ils sont enrichis d'un service connexe. Il est probable que si la profession n'existait pas, LifeScan et ses concurrents en seraient venus à inventer « l'infirmière spécialisée dans le diabète ». D'ailleurs la plupart des compagnies financent des cours, séminaires et autres rencontres pour les soignants, en renforçant de ce fait le service dont leur produit dépend.

Non, si le travail de ces infirmières est sous-évalué, ce n'est pas de la faute du marché. Toutes sortes de choses peuvent faire l'objet d'un commerce : des appareils, des formations, même de la gentillesse et de l'attention. Les clients apprécient la gentillesse et l'attention. On ne peut donc pas dire que le marché rende les relations froides et distantes. Le point essentiel qu'apporte le langage du marché est plutôt qu'il trace une limite. Dans le marché, chaque produit doit être clairement délimité (appareil + formation + attention). Il faut indiquer ce qui est inclus et ce qui ne l'est pas. Et c'est là que réside la différence fondamentale avec la logique du soin. Le soin est un processus. Contrairement au produit, le processus ne possède pas de frontières claires, il ouvre une voie. Ce n'est pas une question de taille : le processus de soin n'embrasse pas plus de choses que les techniques et le service qui en font partie. C'est plutôt une question de temps. Si le soin a du mal à se cantonner à un produit, petit ou grand, qui passe de main en main, c'est parce qu'il est le fruit de plusieurs mains travaillant ensemble (à travers le temps) vers un résultat commun. Le soin n'est pas une transaction au cours de laquelle quelque chose est échangé (un produit contre un prix), mais une interaction dans laquelle l'action va, vient puis revient (aussi longtemps qu'il le faut).

Quand vous avez le diabète, votre corps n'arrive pas à réguler par lui-même son taux de glucose dans le sang. Son système d'échange interne est défaillant. Si le diabète est de type 1, votre corps ne produit pas l'insuline nécessaire, et il faut l'injecter de l'extérieur. Dans le diabète de type 2, les cellules ne répondent pas convenablement à l'insuline présente – parfois en trop faible quantité. Le processus de soin vise à établir un système de régulation qui est en partie externe : le corps doit être aidé à stabiliser sa glycémie. C'est là le point crucial. La façon d'y arriver revêt une importance secondaire, les tâches étant même inter-changeables. Les personnes diabétiques qui se rendent régulièrement à la consultation ambulatoire sont habituées à faire leurs propres injections d'insuline, et à des degrés divers, à mesurer elles-mêmes leur glycémie. Mais cette prise en charge personnelle n'est pas fixe. Lorsque le diagnostic de diabète est posé pour la première fois, ce sont les infirmières de l'hôpital qui injectent l'insuline au patient, et les techniciens de laboratoires qui mesurent les glycémies. Le patient lui-même ne s'acquittera de ces tâches que graduellement. Ou il les déléguera à une machine, puisqu'il existe des pompes à insuline, qui instillent les doses au fil de la journée. Le partage des tâches est infiniment variable. Ainsi les enfants diabétiques apprennent à se débrouiller avec les piqûres, mais leurs repas – si déterminants pour leur équilibre – restent le plus souvent préparés par des adultes, comme c'est le cas pour la plupart des enfants. Et ainsi de suite : le processus de soin requiert une équipe à multiples entrées – professionnels, machines, corps, médicaments, patients, proches impliqués – qui partage le travail d'une façon perpétuellement changeante. Les raisons qui sous-tendent cette répartition sont tout aussi variables. Si l'on incite chaque patient à effectuer lui-même ses injections d'insuline, c'est parce qu'elles doivent se répéter plusieurs fois par jour. (« Je ne peux pas vous suivre tout le temps » commente l'infirmière au nouveau patient. « Et puis vous allez avoir envie de quitter l'hôpital, n'est-ce pas ? »). La pratique de mesurer sa propre glycémie est plus récente et s'explique autrement. À l'époque où la glycémie ne pouvait être estimée qu'à l'aide de lourdes machines encombrantes, les patients se rendaient au laboratoire de temps en temps, tous les trois mois environ, juste avant la visite de contrôle chez le médecin. Le laborantin analysait un échantillon sanguin et déterminait la glycémie, ensuite le médecin adaptait si nécessaire les doses quotidiennes d'insuline. Si l'état du patient se dégradait, celui-ci pouvait recourir au labo plusieurs fois par jour ou être hospitalisé pour une observation plus minutieuse. On le voit, l'auto-surveillance de la glycémie n'est pas une condition de survie, mais elle rencontre un autre dessein : elle a rendu possible l'ajustement précis de la dose d'insuline à injecter. Si les patients font les mesures eux-mêmes, celles-ci sont beaucoup plus suivies que lorsqu'elles dépendaient des analyses de laboratoire. Les médecins peuvent alors mieux affiner les doses qu'ils prescrivent, et les patients eux-mêmes peuvent décider d'accentuer ou d'alléger leur injection d'après l'état présent de leur corps. Grâce à cette adaptation plus fine, le soin se trouve amélioré [1].

Par ce retour dans le passé, nous voyons qu'il arrive donc que les soins s'améliorent alors que les professionnels ont réduit l'offre de leur « produit » et que les patients ont élargi leur propre prise en charge. Historiquement, la régulation de la glycémie le montre : à partir du moment où les techniciens de laboratoire ont diminué leurs prestations et les patients augmenté les leurs, les taux de glycémie ont été globalement meilleurs. Cela ne démontre nullement que les bons soins relèvent d'une forme de négligence, de laisser-faire. Mais, loin de là, que ce qui compte avant tout dans la logique du soin, c'est le résultat. C'est lui qui détermine qui va accaparer quelle tâche. Le processus de soin peut être distribué de façon très variable à condition qu'il mène à une amélioration. Ajoutons que, pour ne rien simplifier, l'idée même d'amélioration n'est pas facile à circonscrire. Traditionnellement, l'objectif ultime des soins est la santé ; les objectifs secondaires comme la stabilisation de la glycémie sont censés y

1. Dans la seconde moitié du siècle, les patients sont devenus progressivement des membres à part entière de l'équipe de soin, voir à ce sujet par exemple D. Armstrong, *Political Anatomy of the Body. Medical knowledge in Britain in the twentieth century*, Cambridge, Cambridge University Press, 1983 ; W. Arney, B. Bergen, *Medicine and the Management of the Living. Taming the last great beast*, Chicago, The University of Chicago Press, 1984.

conduire. Mais cette limpidité linéaire est obscurcie dans le type de pathologie à caractère chronique qui nous occupe aujourd'hui. Pour les malades chroniques, l'idéal de santé est hors de portée, il est remplacé par l'idéal d'une bonne « qualité de vie ». Et ce que recouvre le terme « qualité de vie » n'est ni tranché, ni précis, ni immuable. Si viser une vie-longue-et-heureuse semble évident, il s'agit souvent de sinuer entre « longue » et « heureuse » car ces qualités ne vont pas nécessairement de concert. Quoi qu'il en soit, il n'en reste pas moins qu'une glycémie instable est dommageable pour l'évolution de la santé du patient. Chercher un moyen de réguler cette instabilité fait donc partie d'un soin de qualité. Mais, dans la logique du soin, si la glycémie reste instable alors que toute l'équipe soignante a œuvré de son mieux, cela n'a rien de surprenant ou d'inacceptable. Même avec le meilleur soin possible, les corps malades restent imprévisibles. Tellement imprévisibles qu'il est inapproprié de leur proposer un produit bien délimité, mais qu'il faut s'engager dans un processus ouvert. Dans la vie des malades chroniques, le processus de soin n'en finira pas. Ouvert, il devra le rester jusqu'à la mort.

Pour résumer ce qui vient d'être dit et conclure, si je mets en question la logique du choix, ce n'est pas parce que le marché délaisse les patients : nous l'avons vu, les consommateurs peuvent très bien s'épauler dans leurs choix. Je n'affirme pas non plus que le marché ne propose pas d'attention, ou de gentillesse : ces deux attributs peuvent servir de valeur ajoutée au produit, cela n'a rien d'extravagant. Seulement, selon moi, le marché exige, d'une façon ou d'une autre, que le produit qui change de mains lors des transactions soit clairement défini, avec un début et une fin[1]. Au contraire, dans la logique du soin, soigner est un processus interactif, ouvert, défini et redéfini en fonction des résultats. Cette différence est irréductible. Cela implique que le processus de soin peut s'améliorer alors que la quantité de « produit » fournie diminue. Ce qui compte est de savoir si le résultat est ou pas meilleur. Mais c'est plus complexe encore, car, bien que le soin soit essentiellement orienté vers le résultat, il arrive que la « santé » et la « qualité de vie » restent hors d'atteinte. Certaines maladies ne seront jamais guéries, certains problèmes resteront sans solution. Même si le bon soin vise avant tout les bons résultats, la qualité du soin ne peut pas être évaluée uniquement à partir de ces résultats. Ce qui caractérise le bon soin, c'est un effort tranquille et soutenu – mais tolérant – pour améliorer la situation du patient, ou atténuer sa détérioration.

(…)

DES ACTEURS FLEXIBLES ET TENACES

La logique du choix se réfère aux gens qui cherchent de l'aide en tant que « clients » au lieu d'utiliser l'ancien terme de « patient » étymologiquement lié à « passif ». Elle nous cible en tant que « clients au pays des soins ». Comme les autres clients, les personnes qui ont le diabète

1. Que les produits mis sur le marché aient un début, une fin et puissent être clairement délimités n'est pas une caractéristique naturelle des objets concernés. C'est un effet de la manière dont ils sont conformés. Dans les phases antérieures du capitalisme, ceci demandait un effort : voir Thomas, N., *Entangled objects. Exchange, material culture and colonialism in the Pacific*, Cambridge, Mass :Harvard University Press, 1991 et les essais d'Appadurai, A., *The Social Life of Things. Commodities in Cultural Perspective*, Cambridge University Press, 1986. Sur cette base, je ne dis pas qu'il est impossible de convertir le soin de santé vers une forme de marché mais que nous y perdrions beaucoup en cours de route.

sont invitées entrer dans le marché pour acheter des produits qu'ils trouvent attirants : insuline, glucomètres, attention. Dans la logique du soin, au contraire, les gens qui cherchent de l'aide sont appelés « patients » pour de bonnes raisons : ils souffrent. Les patients ont une maladie qu'ils n'ont pas choisi d'avoir. Toutefois ceci n'implique pas que la logique du soin rend les patients passifs. Les activités de soin se partagent en fait entre médecins, infirmières, appareils, médicaments, aiguilles, etc. et les patients eux-mêmes qui accomplissent la tâche primordiale. Ils doivent manger et boire, injecter, mesurer, et/ou faire de l'exercice. Ils se soignent.

En appelant les patients des « clients », la logique du choix nous ouvre de splendides panoramas. Du haut de la montagne, aucune souffrance n'est en vue. Le langage du marché ne contient que des termes positifs. Les produits à vendre sont attrayants. De façon appuyée et non-neutre, on les appelle des « biens ». La logique du soin, de son côté, part d'un point négatif : vous préféreriez ne pas avoir le diabète. Et si vous l'avez, vous ne serez plus jamais en bonne santé. Mais le fait que la santé soit hors d'atteinte ne signifie pas que vous deviez abandonner. La logique du soin tente de faire de nous des patients actifs, c'est-à-dire des acteurs flexibles et tenaces qui, par le soin, cherchent à atteindre le maximum de santé permis par la maladie. Les résultats des efforts conjoints de l'équipe de soin restent dans le domaine de l'incertitude. Les maladies sont imprévisibles. L'art du soin, dès lors, est d'agir sans chercher à contrôler. De persister, tout en lâchant prise. Tel est le soin : où que vous soyez, dès que c'est nécessaire, vous vous asseyez, vous piquez le côté de votre doigt, extrayez quelques gouttes de sang, insérez la tigette dans le glucomètre et attendez que les résultats apparaissent sur l'écran.

Tom L. Beauchamp

L'APPROCHE DES « QUATRE PRINCIPES »[1]

Cet essai présente et défend l'approche des quatre principes de l'éthique médicale que Jim Childress et moi-même avons développée il y a presque vingt ans[2]. Les principes inscrits dans ce cadre sont :

1) La bienfaisance (l'obligation d'apporter des bénéfices et de peser ces bénéfices en rapport aux risques)

2) La non-malfaisance (l'obligation de ne pas causer du mal)

3) Le respect de l'autonomie (l'obligation de respecter les capacités décisionnelles des personnes autonomes)

4) La justice (l'obligation d'équité dans la distribution des bénéfices et des risques)

Les règles morales de l'éthique médicale peuvent être formulées en référence à ces quatre principes, conjointement avec d'autres considérations morales, bien que ces règles morales ne puissent pas être *déduites* directement des principes, parce qu'une interprétation et une spécification

1. T.L. Beauchamp, « The "Four-principles" Approach », in *Principles of Health Care Ethics*, Edited by R. Gillon, Chichester, John Willey and Sons, Ltd, Chichester, 1994, p. 3-12.

2. T.L. Beauchamp, and J. F. Childress, *Principles of biomedical ethics*, 3ᵉ ed., New York, Oxford University Press, 1989.

supplémentaires sont requises. De telles règles morales comprennent l'obligation de dire la vérité, les règles de confidentialité, de discrétion et de fidélité, ainsi que des directives plus spécifiques relatives aux questions comme le suicide médicalement assisté, le consentement éclairé, l'arrêt d'un traitement, l'utilisation d'essais cliniques randomisés.

Dans l'approche des quatre principes, les principes moraux bruts en tant que principes ne sont tout au plus que des points de ralliement abstraits pour la réflexion. Les principes sont les points de départ fondamentaux dans l'éthique du soin médical, ils ne sont pas suffisants en eux-mêmes et ne constituent pas des décisions finales. Les quatre principes tout comme les règles morales telles que « Ne tue pas » et « Dis la vérité » ne nous donnent pas beaucoup plus d'information sur la façon de diriger nos vies que des admonestations telles que « Soi compétent » ou « Agis vertueusement ». Toutes les normes morales de base doivent être intégrées puis interprétées dans des contextes spécifiques ; c'est-à-dire qu'il doit y avoir des moyens pour les habiller d'un contenu spécifique qui développe leur signification, leurs implications, leur complexité, leurs limites, leurs exceptions, etc.

Dans la première partie je justifie l'analyse des quatre principes, arguant que certains de ces principes ont joué un rôle historique important, alors que d'autres ont pris de l'ampleur à cause de problèmes typiquement modernes. Dans la seconde partie je relie ces principes aux modèles de la responsabilité morale en médecine. Dans la troisième partie, je discute du caractère normatif de ces principes, et particulièrement de leur statut comme principes moraux *prima facie*. Enfin, dans la quatrième partie, je débats avec certaines récentes critiques de l'approche des quatre principes de l'éthique du soin médical, spécialement celles qui y font référence par le terme de *principlisme* et les rejette entièrement. Dans l'avant-dernière partie, je discute de la nécessité d'interpréter et de spécifier ces principes suivant les contextes particuliers, et également de la nécessité de la méthode de l'équilibre réfléchi. Enfin, dans la conclusion, je relie les cinq parties précédentes à la thèse selon laquelle, dans l'éthique biomédicale, il n'y a pas de canon de principes.

Je ne peux m'engager ici dans une discussion philosophique approfondie sur la signification et les implications de ces principes. J'essaie donc plutôt d'exprimer pourquoi les principes sont importants et pourquoi ces principes particuliers fournissent un cadre utile, mais non canonique, à l'éthique biomédicale.

LE CADRE DE L'APPROCHE ET SES RACINES DANS LE SOIN MÉDICAL

Les récents travaux systématiques et théoriques dans le domaine de l'éthique médicale tendent à conclure que la responsabilité morale en médecine devrait idéalement être envisagée en termes de principes fondamentaux, de règles morales, de droits et de vertus. Beaucoup de controverses en éthique médicale portent sur le contenu moral précis de ces directives, ainsi que sur le poids qu'elles ont dans des contextes particuliers, comment les conflits entre ces notions doivent être réglés, et comment spécifier leur signification exacte dans des situations particulières.

Il est préférable de considérer certaines directives morales comme des règles, d'autres comme des modèles de vertu, d'autres comme des droits et d'autres comme des principes. Bien que les règles morales, les droits, et les vertus soient indubitablement de la plus haute importance pour l'éthique médicale, je crois que les principes fournissent le point de départ le plus complet, pour des raisons que nous allons tenter d'éclaircir au fur et à mesure. D'autres principes peuvent être pertinents pour le jugement moral. L'approche des quatre principes ne prétend aucunement être la seule liste valable de principes pertinents.

La raison pour laquelle j'ai choisi ces quatre lignes morales que je défends est en partie historique – certains de ces principes sont profondément ancrés dans les traditions médicales de l'éthique médicale – et en partie parce que les principes mettent en lumière un pan important de la moralité qui a été traditionnellement négligé dans l'éthique médicale, mais qui doit maintenant être placé au premier plan. Afin de défendre ces déclarations, je discuterai d'abord brièvement de certains aspects de l'histoire de l'éthique médicale.

Les obligations, les droits et les vertus des professionnels de santé, tels que nous les trouvons dans les codes et dans les écrits savants en éthique, ont été pensés au cours des siècles comme des engagements professionnels visant à protéger les patients des préjudices et à leur fournir des soins médicaux et exprimés en termes éthiques comme des obligations fondamentales de non-malfaisance et de bienfaisance. La bienfaisance médicale a longtemps été considérée comme le but de la médecine, et le dévouement professionnel à ce but considéré comme essentiel pour être médecin.

Le principe de bienfaisance exprime une obligation d'aider les autres à défendre leurs intérêts essentiels et légitimes par la prévention et la suppression des préjudices ; l'obligation de peser et équilibrer les bénéfices potentiels avec les maux potentiels entraînés par une action n'est pas moins importante. Le principe de bienfaisance demande potentiellement plus que le principe de non-malfaisance parce qu'il requiert une démarche positive pour aider les autres, et non simplement l'omission des actes causant des préjudices.

En médecine, *le principe de non-malfaisance* a longtemps été associé avec l'injonction *primum non nocere* : « Avant tout [d'abord] ne pas nuire ». Cette maxime a été attribuée à tort à la tradition hippocratique, mais le corpus hippocratique proclame à la fois un devoir de non-malfaisance et un devoir de bienfaisance ; ensemble ils bâtissent une conception de l'éthique médicale dans laquelle le principe prépondérant est de mettre en œuvre les meilleurs soins dans le plus grand intérêt du patient [1]. Cette tradition hippocratique a été transmise de la médecine médiévale à la médecine moderne comme un idéal de l'engagement et du comportement moral.

C'est au médecin anglais Thomas Percival que nous devons la première formulation claire de l'éthique médicale pour le monde anglophone. Exprimant le courant largement dominant dans l'éthique médicale tant anglaise qu'américaine de l'époque, Percival soutient que la non-malfaisance et la bienfaisance déterminent les obligations premières du médecin et triomphent sur les droits du patient à l'autonomie dès qu'un conflit sérieux se fait jour :

> Au patient…qui mène des enquêtes qui, si on y répondait loyalement, pourraient s'avérer fatales pour lui, ce serait une faute grossière et insensible de révéler la vérité. Son

---

1. W. H. S. Jones, *Hippocrates*, Cambridge, MA, Harvard University Press, 1923, vol. 1, p. 165 ; A. R. Jonsen, *Do not harm : axiom of medical ethics*, p. 27-41, *in* S. F. Spicker and jr, H. Tristram Engelhardt (eds), *Philosophical and medical ethics : its nature and significance*, Dordrecht, Reidel, 1977.

droit à la vérité est suspendu, et même annihilé; parce que, son effet bénéfique étant inversé, ce serait profondément injurieux pour lui-même, pour sa famille, et pour le public. Et sa requête la plus forte qui repose sur la confiance qu'il a envers son médecin, aussi bien que sur les principes communs de l'humanité, est d'être protégé contre tout ce qui pourrait lui être néfaste…Le seul point sujet à débat ici, c'est de savoir si le praticien devrait sacrifier ce sens délicat de la véracité, qui est si décoratif, et bien sûr qui constitue une excellence caractéristique de l'homme vertueux, à cette revendication de justice professionnelle et de devoir social [1].

A l'instar des médecins hippocratiques, Percival s'écarte de l'hypothèse selon laquelle le vrai but des actions du médecin est le meilleur intérêt du patient pour décrire le comportement du médecin lui-même, en y incluant des traits de caractère comme la bienveillance et la compassion qui maximisent le bien-être du patient. L'American Medical Association (AMA) s'appuie sur le travail de Percival pour constituer son premier code d'éthique en 1847. De nombreux passages de son livre y sont repris textuellement. D'ailleurs, ce ne sont pas ses seuls éléments de langage qui ont survécu en Amérique, mais bien au-delà, le point de vue de Percival sur l'éthique basé sur la bienfaisance est devenu progressivement la référence de la conduite professionnelle aux États-Unis. La Bienfaisance et la Non-Malfaisance sont devenues à travers ses définitions les principes fondateurs qui ont donné forme à l'éthique du soin médical. Ces deux principes sont restés jusqu'à très récemment, dans la plupart

---

1. T. Percival, *Medical Ethics or a code of institutes and precepts, adapted to the professional conduct of physicians and surgeons*, Manchester, S. Russell, 1803, p. 165-166.

des écrits traitant d'éthique médicale, les valeurs les plus importantes dans la relation médecin-patient.

Au cours de ces dernières années, cependant, l'idée a émergé – en grande partie des écrits de loi et de philosophie – que le modèle le plus approprié de la responsabilité morale du médecin devait être compris moins en termes d'idéaux traditionnels de bénéfice médical, que dans les termes de droits des patients, parmi lesquels les droits basés sur l'autonomie que sont le droit à la vérité, à la confidentialité, à la vie privée, et les droits relatifs à la divulgation et au consentement tout autant que les droits sociaux enracinés dans les demandes de justice. Ces propositions ont fait basculer la médecine de sa préoccupation traditionnelle – un modèle d'éthique médicale basé sur la notion de bienfaisance – en direction d'un modèle de l'autonomie ainsi que dans la confrontation à un ensemble plus large d'intérêts sociaux.

Le principe du respect de l'autonomie s'enracine dans la tradition libérale occidentale où la liberté individuelle est importante, aussi bien dans la vie politique que dans le domaine du développement personnel. « L'autonomie » et le « respect de l'autonomie » sont des termes associés vaguement à plusieurs idées, comme la vie privée, le volontarisme, le libre choix et le fait d'assumer la responsabilité de ses propres choix.

Enfin, *le principe de justice* recouvre en réalité de nombreux principes au sujet de la répartition des bénéfices et des charges, et non pas un seul principe. Plusieurs théories distributives de la justice ont été mises en avant, et ces théories nous donnent dans une certaine mesure des points d'ancrage dans l'éthique médicale. Pour illustrer notre propos, une théorie égalitariste de la justice implique que s'il devait y avoir un déséquilibre dans le partage des bénéfices et des charges, un tel déséquilibre devrait servir le bien commun et améliorer la position des moins avantagés au sein de la société.

Bien évidemment, il existe d'autres théories de la justice que la théorie égalitariste. Par exemple, les théories utilitaristes insistent sur un mélange de critères de façon à ce que l'utilité publique soit maximisée, de manière comparable à la façon dont la politique de santé publique a souvent été formulée dans les nations occidentales. Les utilitaristes voient la justice dans la distribution des soins de santé impliquant des compromis et des compensations. En concevant un système de financement public de soins de santé, les utilitaristes pensent que nous devons équilibrer le bénéfice public et privé, les coupes budgétaires prévues, la probabilité d'un échec, l'amplitude des risques, etc. Suivant cette théorie, le juste partage des bénéfices et des charges de la recherche doit être déterminé par l'utilité de la recherche pour tous ceux sur lesquels cette recherche a un impact.

L'arrivée d'une nouvelle éthique médicale mettant en avant les droits à l'autonomie et les droits fondés sur la justice n'est pas surprenante, à la lumière de l'histoire sociale récente. Il est probable que les intérêts légaux et éthiques croissants pour la relation patient-professionnel et pour un large panel de sujets de justice sociale sont seulement les exemples d'une nouvelle orientation des droits civiques introduits durant ces trente dernières années par des mouvements sociaux variés. Ces problèmes soulevés par les droits des minorités, les droits des femmes, le mouvement des consommateurs, et les droits des prisonniers, des sans-domiciles, des malades mentaux, comprennent souvent des éléments de soins de santé comme les droits reproductifs, les droits d'accès à la contraception et à l'avortement, le droit à l'information au sujet des soins de santé, l'accès aux soins, ainsi que les droits à la protection contre l'expérimentation humaine injustifiée.

Une des conséquences de ces développements a été d'introduire à la fois de la confusion et un changement constructif dans la médecine et les institutions de santé, qui sont encore aux prises avec des défis sans précédent lancés à leur autorité, dans le contrôle et dans le traitement des patients. Plusieurs controverses basées sur la justice au sein de la politique publique contemporaine ont amplifié cette confusion dans la recherche de ce qui est juste et ce qui est dû quand les rares ressources médicales doivent être rationnées, ou quand des tierces parties ont des intérêts et des droits dans le traitement ou le non-traitement d'un individu.

Ces problèmes dans l'éthique médicale ne peuvent pas être traités ici. L'objectif de cette partie était simplement d'expliquer le contexte et la motivation de l'adoption des quatre principes moraux.

LES MODÈLES ET LEURS PRINCIPES FONDAMENTAUX

J'ai évoqué plus haut les « modèles » de l'éthique médicale (ou de la responsabilité des soins médicaux). Ce sont des idées philosophiquement chargées qui donnent forme à ce qui est seulement vague et construit de manière non systématique dans l'histoire de la pratique médicale et de l'éthique médicale [1]. Le « modèle de l'autonomie » se réfère à l'idée que les responsabilités envers le patient dans la divulgation d'information, le respect de la

---

1. Voir T. L. Beauchamp, L. McCullough, *Medical Ethics*, Englewood Cliffs, NJ, Prentice Hall, 1984, en particulier p. 26-27.

confidentialité et de la vie privée et la recherche du consentement se fondent principalement (peut-être exclusivement) sur le principe moral du respect de l'autonomie. Le conflit entre ce principe et le principe de bienfaisance, pilier de ce modèle bien entendu, peut-être exprimé ainsi : les responsabilités du médecin sont conçues à partir de l'obligation première du médecin d'apporter des bénéfices médicaux. La gestion de l'information est alors généralement comprise en termes de gestion des patients (obligation de moyens), c'est-à-dire que l'obligation première du médecin dans le traitement de l'information et dans la formulation de recommandations est comprise en termes de maximisation des bénéfices médicaux pour le patient, et non en termes de respect des choix autonomes du patient.

Ces discussions autour de l'autorité ont aujourd'hui pour objet de savoir si le modèle de l'autonomie de la pratique médicale devrait avoir la priorité pratique sur le modèle de la bienfaisance, ou bien si une combinaison des deux modèles serait acceptable pour traiter de nombreux problèmes de justice sociale auxquels les soins de santés se trouvent inextricablement liés. Des conflits de valeur majeurs se produisent entre l'autonomie et la bienfaisance. Par exemple, certains professionnels de santé concevront comme valable un refus du patient, quand d'autres ignoreront le fait qu'aucun consentement n'a été donné, et essayeront de « faire bénéficier » le patient via une intervention médicale. La différence entre ces deux modèles peut être comprise en termes de justifications de principe sous-jacentes en action. L'hypothèse que l'autorité appartient aux patients ou sujets doit être justifiée, suivant les partisans du modèle de l'autonomie, *non* par les arguments de la bienfaisance selon lesquels l'autonomie décisionnelle des patients leur permet de survivre, de guérir, ou encore d'améliorer leur propre santé, mais uniquement par le principe de respect de l'autonomie. De la même façon, dans le cadre des recherches, un partisan du modèle de l'autonomie soutient que demander le consentement des sujets doit être basé sur le principe de respect de l'autonomie, et jamais uniquement sur le postulat que le consentement protège les sujets des risques.

Le respect de l'autonomie comme le respect de la bienfaisance sont tous deux des principes moraux valides, et tous deux sont de la plus haute importance pour l'éthique médicale. Je vais maintenant me concentrer sur la façon dont il faut traiter les conflits entre ces deux principes.

La nature normative des principes

Dans l'approche des quatre principes, les principes ne doivent se concevoir ni comme des règles générales ni comme des recommandations absolues mais plutôt comme des principes *prima facie* : ils sont toujours obligatoires *à moins* qu'ils n'entrent en conflit avec les autres obligations exprimées par un autre principe moral, auquel cas un équilibrage des exigences des deux principes est nécessaire. Dans ce cas, des spécifications complémentaires sont requises concernant les implications précises des recommandations dans ces situations particulières. Dans une situation de conflit, déterminer quel principe l'emporte dépendra du contexte particulier, dont les caractéristiques sont probablement uniques.

Cette méthode des obligations « premières » primant sur d'autres obligations peut sembler à géométrie trop variable, comme si les recommandations morales manquaient finalement de force et de stabilité. Mais c'est un malentendu. Il est vrai qu'en ce qui concerne l'éthique, comme dans tous les chemins de vie, il n'y a pas d'autre voie que l'exercice du jugement dans des conditions d'incertitude ; mais ce n'est pas pour cela que tout jugement sera acceptable. Pour être justifiée, la violation d'un principe moral ou d'une règle doit être nécessaire dans ces circonstances, dans le sens où il n'y a pas d'actions alternatives moralement préférables qui pourraient lui être substituées, et l'entorse à la règle choisie doit être la plus petite possible.

CRITIQUES RÉCENTES DU PRINCIPLISME

Tout le monde ne partage pas l'avis que ces quatre principes, ou que des principes quels qu'ils soient, fournissent le meilleur cadre à l'éthique médicale. Certains ont sévèrement critiqué l'approche des quatre principes comme étant « un mantra de principes », ce qui signifie que ces principes fonctionnent comme des incantations rituelles, des normes répétées avec peu de réflexion ou d'analyse pour certains de leurs partisans. L'attaque la plus soutenue et la mieux argumentée contre une éthique basée sur des principes a été menée par K. Danner Clouser et Bernard Gert dans leur critique du « principlisme »[1], un terme utilisé pour désigner toutes les théories qui s'appuient sur un corps pluriel de principes *prima facie* entrant potentiellement en contradiction (mais plus spécifiquement pour désigner notre approche et celle de William Frankena).

Contre notre méthode des quatre principes, Gert et Clouser portent en particulier les accusations suivantes :

1) Les « principes » ne sont pas beaucoup plus que des check-lists ou des en-têtes pour des listes de valeur qu'il vaut la peine de se rappeler, par conséquent les principes

---

1. K. D. Clouser, B. Gert, « A critique of principlism », *Journal of Medicine and Philosophy* 15 (1990), p. 219-236.

n'ont pas de profonde substance morale et ne produisent pas de lignes directives pour la conduite morale ;

2) Les analyses du principe échouent à fournir une justification théorique ou une théorie qui lie les principes entre eux afin de générer des règles spécifiques, claires et cohérentes ; la conséquence est que les principes et les prétendues règles dérivées sont des constructions *ad hoc* sans ordre systématique ;

3) Ces principes *prima facie* doivent souvent entrer en compétition dans des situations difficiles, et au bout du compte, ce n'est pas pour autant que cela permet de décider comment arbitrer ce conflit dans ces cas particuliers ni de gérer théoriquement un conflit de principes.

Je ne mets pas en cause le fait que ce sont des problèmes importants, méritant la réflexion la plus prudente et approfondie en théorie morale. Je refuse d'admettre néanmoins que Clouser et Gert – ou n'importe qui d'autre qui utilise soit une théorie basée sur des principes soit une théorie basée sur des règles, comme ils le font, ont surmonté les problèmes précis qu'ils énumèrent pour notre approche des quatre principes. La différence fondamentale entre ce que Childress et moi-même appelons des principes et ce qu'ils appellent des règles c'est que leurs règles ont tendance (comme ils le soulignent) à avoir un contenu plus directif et spécifique que nos principes, et semblent par là-même être d'une plus grande aide pour la vie morale. Néanmoins nous avions déjà souligné ce point précis depuis notre toute première édition (en 1979). Nous avons toujours accepté le fait que les règles spécifiques, et pas seulement les principes, sont essentielles pour l'éthique médicale. Il n'y a également ni plus ni moins de contenu normatif dans leurs règles que dans les nôtres ; ni plus ni moins d'orientation dans la vie morale. Il est vrai que les principes mettent en ordre et classent plus qu'ils ne dictent de loi morale directive, et par conséquent les principes sont plus comme des rubriques, mais ce que nous disons à propos des règles est sensiblement semblable à ce que Clouser et Gert en disent.

Les principes que Childress et moi-même défendons ne sont pas construits en vue d'éliminer les conflits probables entre les principes, parce qu'aucun système de recommandations ne peut raisonnablement anticiper toute la diversité des conflits possibles. Aucun ensemble de principes ou de directives générales ne peut fournir de solutions mécaniques ou de procédures définitives à la prise de décision pour des problèmes moraux posés dans le cadre de la médecine. L'expérience et un jugement solide sont des alliés indispensables.

Jusqu'à preuve du contraire, la différence majeure entre notre théorie et l'approche de Clouser/Gert n'a rien à voir avec le fait de savoir si ce sont les principes ou les règles qui sont les guides normatifs premiers dans une théorie, mais vient plutôt de plusieurs aspects de leur théorie que pour le moins, je rejetterais.

En particulier, ils partent du principe qu'il y a, ou au moins qu'il peut y avoir, ce qu'ils appellent une « théorie unifiée bien construite » qui élimine les conflits de principes et fournit immanquablement les fondements d'un jugement correct – en fait, un canon de règles exprimant l'« unité et l'universalité de la morale ». Ils nous critiquent fortement parce que nous croyons qu'il n'y a pas qu'une sorte de théorie éthique qui peut justifier une opinion morale. Ils insistent sur le fait que pour éviter le relativisme il ne peut y avoir qu'une « unique théorie morale unifiée » et qu'il ne peut pas y avoir « plusieurs sources de justification finale ». Ce sont des affirmations que je rejetterais toutes, bien qu'il n'y ait pas place pour engager une telle querelle ici.

Je dois maintenant conclure sur la critique de Gert et Clouser, de façon à traiter deux problèmes qui se nourrissent de leurs critiques. En premier lieu, un problème majeur en éthique médicale, pour nos détracteurs aussi bien que pour nous, est de savoir comment interpréter et rendre plus précis les principes et les règles du système, de façon à leur donner plus de contenu déterminant pour la pratique et aider à la résolution de problèmes particuliers. J'esquisserai une solution à ce problème dans la prochaine partie. En second lieu, Gert et Clouser disent que

En formulant une théorie, nous partons de jugements moraux particuliers à propos desquels nous sommes certains, et nous abstrayons et formulons alors les traits pertinents de ces cas pour nous aider à décider, l'un après l'autre, des cas moins clairs.

C'est précisément le modèle que Childress et moi-même soutenons depuis notre première édition. Je débattrai également de ce problème de méthodologie dans la partie suivante.

LE BESOIN DE SPÉCIFICATIONS ET LA MÉTHODE DE L'ÉQUILIBRE RÉFLÉCHI

Le philosophe G.W.F. Hegel critiquait à raison Emmanuel Kant pour avoir développé une théorie morale du « formalisme vide » qui prêchait l'obligation pour l'obligation, sans être capable de développer ce qu'Hegel appelait une « doctrine immanente des devoirs ». Il pensait que « tout contenu et toute spécification » d'un code vivant d'éthique avait été remplacé par l'abstraction dans la pensée de Kant [1]. L'analyse des quatre principes a été accusée de façon similaire [2], et je crois que la critique indique de manière légitime une sérieuse lacune dans l'éthique médicale contemporaine. Chaque théorie éthique et bien évidemment la moralité elle-même, contient des zones d'indétermination qui doivent être réduites par des développements plus approfondis des principes, en les étoffant d'un contenu moral plus précis.

Voici un exemple de ce problème : si la non-malfaisance est le principe qui dit que nous ne devons pas nuire ou causer un préjudice, ce principe n'est pas d'une très grande aide pour savoir si l'euthanasie volontaire active peut-être ou non moralement justifiée. Si nous nous demandons si les médecins devraient être autorisés à être des agents de l'euthanasie, nous sommes à nouveau dépourvus d'aide réelle. Bien que les directives abstraites fournissent des considérations pertinentes, elles doivent être développées dans des guides d'intervention concrets, en prenant en considération des facteurs comme l'efficacité, les règles institutionnelles, la loi, l'adhésion des usagers, etc. Cela veut donc dire que, en plus des principes abstraits, il doit y avoir des règles médiatrices qui traduisent une théorie éthique en une stratégie pratique et en un ensemble de directives significatives pour les problèmes du monde réel en incluant les exigences d'efficacité, les procédures politiques, les contraintes légales, l'incertitude concernant les risques, etc.

1. G. W. F. Hegel, *Philosophy of right*, trad. angl. par T. M. Knox, Oxford, Clarendon Press, 1942, p. 89-90, 106-107.

2. En complément de K. D. Clouser, B. Gert, « A critique of principlism », *Journal of Medicine and Philosophy* 15 (1990), p. 219-236, voir S. Toulmin, « The tyranny of principles », *Hasting Center Report* 11 (1981), p. 31-39.

Au vu de l'indétermination au cœur des principes, je rejoins Henry Richardson [1] en arguant que la spécification des principes et des règles qui leur sont liées implique de rentrer dans les détails afin de dépasser les conflits moraux apparents. Le processus de spécification est la délinéation substantielle et progressive des principes, pour les faire sortir de l'abstraction et les transformer en règles concrètes.

Voici un exemple simple de spécification. Le principe selon lequel « les docteurs doivent toujours [2] faire passer les intérêts de leurs patients en premier » a longtemps été considéré comme fondateur pour l'éthique médicale. Mais supposons que la seule façon d'améliorer l'état du patient soit d'agir illégalement en achetant un rein à quelqu'un qui a besoin d'argent. Il est difficile de faire découler du principe de la priorité du patient qu'un médecin doive agir illégalement en achetant ou en utilisant un organe de quelqu'un. Le principe initial a besoin de spécifications pour donner un conseil moral meilleur et plus complet. Nous pourrions commencer par remplacer le principe de la priorité du patient, dans sa forme rudimentaire, par la règle suivante plus concrète : « les médecins doivent placer les intérêts de leurs patients en premier en utilisant tous

1. H. S. Richardson, « Specifying norms as a way to resolve concrete ethical problem », *Philosophy and Public Affairs* 19 (1990), p. 279-310.

2. H. S. Richardson, « Specifying norms as a way to resolve concrete ethical problem », *Philosophy and Public Affairs* 19 (1990), p. 294. (Dans ce contexte, « toujours » doit sans doute être compris dans le sens de « en principe toujours » ; une spécification peut, dans certains cas, trouver sa forme définitive.) Pour trouver un exemple de spécification simple (mais non appelée ainsi) appuyée sur l'approche des quatre principes, voir R. Gillon, « Doctors and patients », *British Medical Journal* 292 (1986), p. 466-469.

les moyens qui sont à la fois moralement et légalement acceptables ».

Ce principe lui-même requerra des spécifications plus approfondies dans d'autres situations de conflit ; en fait, la spécification progressive doit en général avoir lieu, en éliminant progressivement les dilemmes et les situations de conflit que le principe abstrait lui-même ne peut résoudre faute de contenu suffisant. Toutes les normes morales sont, en principe, sujettes à de telles révisions et spécifications plus approfondies. La raison en est, comme le dit joliment Richardson, que « la complexité des phénomènes moraux dépasse toujours notre capacité à les saisir dans des normes générales ».

Cependant cela ne se fait pas sans soulever des questions sur la meilleure méthode à utiliser pour mener à bien cette spécification, et comment savoir si chaque spécification proposée est justifiée ou non. Le modèle d'analyse que Childress et moi-même utilisons depuis longtemps pour parvenir à une spécification et une justification en éthique médicale est celle d'un équilibre dialectique des principes par rapport aux considérations morales rencontrées, pour tenter d'atteindre une cohérence générale et une structure commune pour les normes établies. Comme Joël Feinberg le suggère, le raisonnement moral est analogue au processus dialectique utilisé dans les tribunaux. Si un principe légal engage un juge à rendre un jugement inacceptable, le juge a donc besoin de modifier ou compléter le principe de façon à causer le préjudice le moins grand possible aux opinions du juge concernant la loi. Néanmoins, si un principe établi requiert un changement dans un jugement particulier, les exigences majeures de cohérence avec ce dernier peuvent entraîner la nécessité d'ajuster le jugement, pas le principe. Parfois, il faut revoir à la fois et les jugements et les principes[1].

L'« équilibre réflexif » est une méthode d'une importance particulière pour la spécification des principes, formulée par John Rawls pour être utilisée en théorie éthique générale. L'acceptation des principes en éthique débute normalement par nos « jugements bien pesés », ces convictions morales dans lesquelles nous avons la plus grande confiance, et que nous pensons les moins biaisées. Le but de l'équilibre réflexif est de faire correspondre, élaguer et développer les jugements bien pesés et les principes avec l'objectif de les rendre cohérents. Nous commençons avec les paradigmes de ce qui est correct ou incorrect moralement. Nous cherchons alors les principes cohérents avec ces paradigmes et cohérents entre eux[2].

En effet, parler de « jugements bien pesés » c'est utiliser un terme technique qui fait référence aux « jugements dans lesquels nos capacités morales sont les plus susceptibles de se déployer sans distorsion ». Les jugements sur l'inconvenance de la discrimination raciale, de l'intolérance religieuse et du conflit d'intérêts politique en sont des exemples. Mais comme Rawls l'exprime, les jugements bien pesés se retrouvent à tous les niveaux de généralité dans notre pensée morale : « depuis ceux qui concernent des situations et des institutions précises jusqu'aux conditions formelles et abstraites, en passant par des critères généraux et des premiers principes jusqu'aux conditions

---

1. J. Feinberg, *Social Philosophy*, Englewood Cliffs, NJ, Prentice Hall, 1973.p. 34.

2. J. Rawls, *A theory of justice*, Cambridge, MA, Harvard University Press, 1971, 20 ff., 46-49, 195-201, 577 ff.

formelles et abstraites » [1]. Les principes largement acceptés de l'action légitime (les croyances morales) sont donc pris, comme l'exprime Rawls, provisoirement comme « des points de repère » mais aussi comme « susceptibles d'être revus ».

Par l'utilisation de l'équilibre réfléchi, les principes éthiques généraux et les jugements particuliers peuvent être amenés à un point d'équilibre. Dans cette perspective, la pensée morale fonctionne comme d'autres formes de théorisation dans lesquelles les hypothèses doivent être testées, enterrées ou modifiées *via* la pensée expérimentale. Ainsi, un principe spécifié, est acceptable dans le système s'il élève la structure commune des recommandations dans ce système, directives qui auront elles-mêmes été trouvées acceptables dans cet équilibre réfléchi.

CONCLUSION

L'éthique médicale est souvent définie comme une « éthique appliquée », mais cette métaphore peut être aussi trompeuse qu'utile. Une simple « application » d'un principe pour résoudre un problème moral compliqué n'existe pas. Il n'est pas moins trompeur de suggérer que ceux qui se lancent dans la théorie éthique peuvent produire toutes les directives morales pertinentes ou pondre des conclusions qui découlent immédiatement des principes. La théorie éthique basée sur les principes nous invite à sortir de nos dilemmes moraux par l'utilisation de notre raison et nous offre des moyens de le faire. Cependant, la théorie éthique

---

1. J. Rawls, « The independence of moral theory », *Proceedings and Addresses of the American Philosophical Association* 48 (1974-1975), p. 8.

générale contient en elle-même un nombre conséquent de controverses, et un développement prudent doit être effectué pour répondre aux besoins de l'éthique médicale.

L'un des avantages du « principlisme », c'est de discréditer l'idée qu'il n'y aurait qu'un seul principe suprême en éthique ou quelques règles qui seraient soit absolues soit classées selon un ordre de priorité. L'approche des quatre principes défend une méthode qui développe un ensemble de règles normatives plus précises, plutôt qu'un système organisé suivant des priorités affectées à des règles. A cet égard, les quatre principes marquent le point de départ à partir duquel le travail réel commence, plutôt qu'un système de normes prêt à l'emploi pour tirer des conclusions morales sur les sujets problématiques en médecine. De plus, il est insupportablement optimiste de penser que nous pourrons un jour atteindre un système de normes parfaitement spécifiées en éthique médicale.

Sans surprise, l'approche des quatre principes rejette l'idée qu'il y ait un canon en bioéthique, y compris un canon de quatre principes. Il n'y a pas de texte sacré, pas d'interprétation autoritaire de quoi que ce soit d'analogue à un texte sacré, ni cette masse complète de jugements, de règles morales, de modèles de vertu, etc., que l'on résume souvent collectivement sous le terme de « moralité ». Néanmoins, la plus grande partie du travail en éthique médicale et en théorie éthique consiste à articuler les valeurs de base, préexistantes avec un raffinement et un verni philosophiques afin de fournir une base solide à la spécification des normes. C'est le maximum que l'on peut raisonnablement attendre de l'éthique philosophique générale.

BIBLIOGRAPHIE

OUVRAGES

AMBROSELLI C., *L'éthique médicale*, Paris, P.U.F., 1988.

BEAUCHAMP T. L. et J. F. CHILDRESS, *Principles of Biomedical Ethics*, Oxford, Oxford University Press, 2012.

BENAROYO L., *Ethique et responsabilité en médecine*, Genève, Médecine et Hygiène, 2006.

CANGUILHEM G., *Le normal et le pathologique*, Paris, P.U.F., 2013.

– *Écrits sur la médecine*, avant-propos de A. Zaloszyc, Paris, Seuil, 2002.

Code de déontologie médicale, introduit et commenté par L. René, préface de P. Ricœur, Paris, Seuil, 1996.

ENGELHARDT T., *The Foundations of Bioethics*, Oxford, Oxford University Press, 1986 ; *Les fondements de la bioéthique*, traduction par J.-Y. Goffi, Paris, Les Belles Lettres, 2015.

FOUCAULT M., *Naissance de la clinique*, Paris, P.U.F., 2009.

GILLIGAN C., *In a Different Voice : Psychological Theory and Women's Developpment*, Cambridge, Harvard University Press, 1982.

GOFFI J.-Y., *Penser l'euthanasie*, Paris, P.U.F., 2004.

GRIFFIN J., *Well-Being : Its Meaning, Measurement, and Moral Importance*, Oxford, Clarendon Press, 1986.

HESBEEN W., *Prendre soin à l'hôpital. Inscrire le soin infirmier dans une perspective soignante*, préface de B. Honoré, P. Lhez (dir.), Paris, Masson, 1997.

HIPPOCRATE, *L'art de la médecine*, trad. et présentation par J. Jouanna et C. Magdelaine, Paris, GF-Flammarion, 1999.

JONSEN A. et S. Toulmin, *The Abuse of Casuistry : A History of Moral Reasoning*, Berkeley, University of California Press, 1988.

LAGRÉE J., *Le médecin, le malade et le philosophe*, Rennes, PUR, 2017.

MALHERBE M., « Alzheimer. La vie, la mort, la reconnaissance », Paris, Vrin, 2015.

MARZANO M., *L'éthique appliquée*, Paris, P.U.F., 2008.

MOL A., *Ce que soigner veut dire. Repenser le libre choix du patient*, Paris, Presses des Mines, Collection Sciences sociales, 2009.

PIERRON J.-P., *Vulnérabilité. Pour une philosophie du soin*, Paris, P.U.F., 2010.

RAWLS J., *Théorie de la justice*, trad. C. Audard, Paris, Seuil, 2009.

REACH G., *Une théorie du soin : souci et amour face à la maladie*, préface de B. Baertschi, Paris, Les Belles Lettres, 2010.

REY R., *Histoire de la douleur*, Paris, La Découverte, 2011.

SANDEL M. J., *Contre la perfection : l'éthique à l'âge du génie génétique*, trad. H. Valance, Paris, Vrin, 2016.

SFEZ L., *La santé parfaite. Critique d'une nouvelle utopie*, Paris, Seuil, 1995

SOURNIA J.-C., *Histoire de la médecine*, Paris, La découverte, 1997.

VAN OOSTE C., *Médecin catholique, pourquoi je pratique l'euthanasie*, Paris, Presses de la Renaissance, 2014.

SÈVE L., *Pour une critique de la raison bioéthique*, Paris, Odile Jacob, 1994.

TRONTO J., *Un monde vulnérable. Pour une politique du care*, trad. de l'anglais par H. Maury, Paris, La Découverte, 2009.

VIGARELLO G., *Histoire des pratiques de santé. Le sain et le malsain depuis le Moyen Âge*, Paris, Seuil, 1999.

WORMS F., *Le moment du soin. A quoi tenons-nous ?*, Paris, P.U.F., 2010.

OUVRAGES COLLECTIFS

BENAROYO L., C. LEFÈVE, J.-C. MINO, F. WORMS (dir.), *La philosophie du soin. Éthique, médecine et société*, Paris, P.U.F., 2010.

BISHOP Anne H., J.R. SCUDDER (eds.), *Caring, Curing, Coping : Nurse, Physician, and Patient Relationships*, University, AL., Alabama University Press, 1985.

CANTO-SPERBER M. (dir.), *Dictionnaire d'éthique et de philosophie morale*, Paris, P.U.F., 2004.

CASSIN B. (dir.), *Vocabulaire européen des philosophies*, Paris, Seuil, Le Robert, 2004.

DURAND G. et M. JEAN (dir.), *L'autonomie à l'épreuve du soin*, Nantes, Editions Nouvelles Cécile Defaut, 2015.

DURAND G. et J.-M. Lardic (dir.), *L'éthique clinique et les normes*, Nantes, Editions Nouvelles Cécile Defaut, 2013.

DURAND G., A. DUPLANTIE, Y. Laroche, D. Laudy, *Histoire de l'éthique médicale et infirmière. Contexte socioculturel et scientifique*, Les Presses de l'Université de Montréal, Éditions INF, 2000.

GAILLE M. (éd.), *Philosophie de la médecine*, « Frontière, savoir, clinique », « Textes clés de philosophie de la médecine », tome I, Paris, Vrin, 2011.

GIROUX E. et M. LEMOINE (éd.), *Philosophie de la médecine*, « Santé, maladie, pathologie », « Textes clés de philosophie de la médecine », tome II, Paris, Vrin, 2012.

HANSON M. and D. CALLAHAN (eds), *The Goals of Medicine. The forgotten issues in health care reform*, Washington, Georgetown University Press, 1999.

HIRSCH E. (dir.), *Traité de bioéthique. II. Soigner la personne, évolutions, innovations thérapeutiques*, Toulouse, Erès, 2010.

LEFÈVE C., L. BENAROYO, F. WORMS (dir.), *Les classiques du soin*, Paris, P.U.F., 2015.

LEFÈVE C., J.-C. MINO, N. ZACCAÏE-REYNERS, *Le soin. Approches contemporaines*, Paris, P.U.F., 2016.

MARZANO M. (dir.), *Dictionnaire du corps*, Paris, P.U.F., 2007.

MOUILLIE J.-M., C. LEFÈVE, L. VISIER (dir.), *Manuel pour les études médicales*, Paris, Les belles Lettres, DATE ?.

ARTICLES ET CHAPITRES D'OUVRAGES

BEAUCHAMP T.L., « The "Four-principles" Approach », in *Principles of Health Care Ethics*, Second Edition, Richard Edmund Ashcroft, Angus Dawson, Heather Draper, John McMillan (eds.), John Wiley and Sons Ltd, 2007, p. 3-12.

– « Internal and external standards for medical morality », *Journal of Medicine and Philosophy*, 2001, Dec., vol. 26, n° 6, p. 601-619.

– « Principlism and its alleged competitors », *Kennedy Institute of Ethics Journal*, 1995 Sep. vol. 5, n° 3, p. 181-198.

BOORSE Ch., « Goals of Medicine », University of Delaware, May 2014. En ligne : https://www.buffalo.edu/content/cas/philosophy/news-events/events/_jcr_content/par/download_1/file.res/Boorse-final%20goals%20of%20medicine.pdf.

BRÜLDE B., « The Goals of Medicine. Towards a Unified Theory », *Health Care Analysis*, 2001, n°9, p. 1-13.

BUYX Al. M., « Be careful what you wish for ? Theoretical and ethical aspects of wish-fulfilling medicine », *Medicine, Health Care and Philosophy*, 2008, n°11, p. 133-143.

CRAWFORD R., « Healthism and the medicalization of everyday life », International Journal of Health Services, 1980, vol. 10, n° 3, p. 365-88.

DIEKEMA D. S., « Involuntary Sterilization of Persons With Mental Retardation : An Ethical Analysis », *Mental Retardation and Developmental Disabilities*, Research Review, 2003, n°9, p. 21-26.

DURAND G., « La consultation d'éthique clinique : comment respecter l'autonomie du patient ? », *Ethique et santé*, Elsevier Masson, 2014, vol. 11, Issue 2, p. 111–117.

DURAND G., G. DABOUIS, « Qu'est-ce qu'une éthique médicale minimaliste ? », *Recherches en éducation*, Hors série N°6, Février 2014, p. 32-39.

DURAND G., « Qu'est-ce que l'autonomie du patient ? », *Soins Gérontologie*, novembre/décembre 2016, n°122, p. 14-19.

GUNTHER Daniel F., Douglas S. DIEKEMA, « Attenuating growth in children with profound developmental disability : a new approach to an old dilemma », Archives of Pediatrics and Adolescent Medicine, 2006, vol. 160, n° 10, p. 1013–1017.

LEFÈVE C., « La philosophie du soin », dans *La Matière et l'esprit*, n°4 : « Médecine et philosophie », D. Lecourt (dir.), Université de Mons-Hainaut, avril 2006, p. 25-34.

NORDENFELT L., "On the Goals of Medicine, Health Enhancement and Social Welfare", *Health Care Analysis*, 2001, n° 9, p. 15-23.

PELLEGRINO E., « The Internal Morality of Clinical Medicine : A Paradigm for the Ethics of the Helping and Healing Professions », *Journal of Medicine and Philosophy*, 2001, vol. 26, n° 6, p. 559-579.

– « Being ill and being healed : some reflections on the grounding of medical morality », *Bulletin of the New York Academy of Medicine*, Jan-Feb. 1981, vol. 57, n° 1, p. 70–79. En ligne : http://www.ncbi.nlm.nih.gov/pmc/articles/PMC1808384/

– « The Four Principles and the Doctor-Patient Relationship : the Need for a Better Linkage », in *Principles of Health Care Ethics*, edited by R. Gillon, Chichester, John Willey & Sons Ltd, 1994, p. 353-366.

– « Toward a Virtue-Based Normative Ethics for the Health Professions », *Kennedy Institute of Ethics Journal*, 1995, vol. 5, n° 3, p. 253-277, Baltimore (Maryland), Johns Hopkins University Press.

RICŒUR P., « Les trois niveaux du jugement medical », *Esprit*, Décembre 1996, vol. 227, n° 12, p. 21-33.

STEINKAMP N., B. GORDIJN, « Ethical case deliberation on the ward. A comparison of four methods ». *Medicine, Health Care and Philosophy*, 2003, n° 6, p. 235-246.

VEATCH R. M., « The Impossibility of a Morality Internal to Medicine », *Journal of Medicine and Philosophy*, 2001, vol. 26, n° 6, p. 621-642.

TIHON P. G., « On ne se doit authentifie du néant ? », *Soins – gérontologie, revue bimensuelle*, 2010, n° 132, p. 13-16.

VALENTINE DANIEL P., DENNIS S. DIECKX, « Meaning centered rehabilitation with adults and developmental disabilities », *approach to life fulfillment, Archives of Psychiatric and Ancestor Medicine*, 2005, vol. 36, n° 10, p. 1011-1014.

VARELA F., *La philosophie de son dans l'ordre du corps*, Paris, Académie de philosophie de l'homme ? réactualité, Université de Moulins-la-Marne, 2001, p. 25-31.

VIEILLELOUP C., « Ethique, Soin et Médecine, Health Independent and Shorter Welfare », *Inactive Care Analysis*, 2004, n° 6, p. 23-28.

DE FRANCESCO., « The Internal Morality of Clinical Medicine. A paradigm for the Ethics of the Helping and Healing Profession », *Journal of Medicine and Philosophy*, 2001, vol. 26, n° 6, p. 559-579.

BRODY H. and MILLER, « Some reflections on the practice of medical morality », *Bulletin of the New York Academy of Medicine*, ten-ben, 1981, vol. 57, n° 1, p. 70-79. En ligne PMID : 6936146.

BRODY H. and MILLER, « The Four Principles and the Doctor-Patient Relationship, the Need for a Better Linkage », in *Principles of Bioethics*, Oxford, ed. T. R. Gillon, Chicester, John Wiley & Sons, 1994, IV, p. 555-568.

« Toward a Virtue-Based Normative Ethics for the Health Professions », *Research Institute of ethics Journal*, 1995, vol. 5, n° 3, p. 253-277, Baltimore (Md), John Hopkins University Press.

SULMASY D., « Is care more precious than justice : ethical reasoning at the end of life », *Duquesne*, 1998, vol. 23, n° 2, p. 21-126.

SULMASY D. M., « Do Nothing, a clinical case deliberation on the futility », *Kennedy Institute of Ethics Journal, Medical Health Care and Philosophy*, 2000, n° 5, p. 25-32.

VEATCH M., « The Impossibility of a Morality Internal to Medicine », *Journal of Medicine and Philosophy*, 2001, vol. 26, n° 6, p. 621-642.

INDEX DES NOMS

INDEX DES NOTIONS

TABLE DES MATIÈRES

**DERNIERS TITRES PARUS
DANS LA MÊME COLLECTION**

Philosophie de la musique. Imitation, sens, forme
Textes réunis par R. MULLER et F. FABRE, 316 pages, 2012

Philosophie de la religion. Approches contemporaines
Textes réunis par C. MICHON et R. POUIVET, 384 pages, 2010

Philosophie des mathématiques
Textes réunis par S. GANDON et I. SMADJA
– vol. I : *Ontologie, vérité et fondements*, 352 pages, 2013
– vol. II : *Logique, preuve et pratiques*, 386 pages, 2017

Philosophie du corps. Expériences, interactions et écologie corporelle
Textes réunis par B. ANDRIEU, 384 pages, 2010

Philosophie du droit. Norme, validité et interprétation
Textes réunis par Ch. BÉAL, 384 pages, 2015

Philosophie japonaise. Le néant, le monde et le corps
Textes réunis par M. DALISSIER, S. NAGAI et Y. SUGIMURA,
480 pages, 2013

Psychanalyse. Métapsychologie, concepts et dissidences
Textes réunis par V. AUCOUTURIER et F. PAROT, 368 pages, 2014

Achevé d'imprimer le 10 mai 2019
La Manufacture - Imprimeur – 52200 Langres – Tél. : (33) 325 845 892
Imprimé en France – N° : 190535 – Dépôt légal : mai 2019